Das Rückenlage-Schocksyndrom

(Supine Hypotensive Syndrome)

von

Horst Günther Lemtis

und

Reinhard Seger

7 Abbildungen

3 Tabellen

Sammlung Göschen Band 7004

Walter de Gruyter

Berlin · New York · 1973

Prof. Dr. med. *Horst Günther Lemtis*
Wissenschaftlicher Rat an der Frauenklinik
und Poliklinik im Klinikum Steglitz
der Freien Universität Berlin

Dr. med. *Reinhard Seger*
Assistent am Institut für Experimentelle Pathologie
der Universität Birmingham

ISBN 3 11 004534 6

Printed in Germany.

Satz und Druck: Mercedes-Druck, 1 Berlin 61

Vorwort

Bei jeder 8.–10. Schwangeren besteht während der zweiten Hälfte der Gravidität in Rückenlage eine Schockbereitschaft, die zuweilen für Mutter und Kind eine akute Lebensgefahr darstellt. Wahrscheinlich war das Rückenlage-Schocksyndrom u. a. schon relativ häufig Ursache bisher unerklärbarer mütterlicher Anästhesietodesfälle bei geburtshiflichen Operationen. Es muß deshalb überraschen, daß dieses Krankheitsbild erst in neuerer Zeit erkannt und trotz einer ausreichenden Zahl von Einzelveröffentlichungen (die erste deutschsprachige Publikation erschien 1958) noch nie in größerem Rahmen dargestellt und analysiert worden ist. Die Sichtung und Einordnung der bisher im Weltschrifttum mitgeteilten Befunde war insbesondere deshalb sehr lohnend, weil uns ein relativ großes Kollektiv eigener, klinisch genau beobachteter Fälle zur Verfügung stand, und weil wir im Rahmen des Krankheitsbildes der vorzeitigen Plazentalösung erstmals die Auswirkungen des RLS auf die plazentare Hämodynamik gezielt experimentell untersuchen konnten.

Für kritische Ratschläge und wertvolle Anregungen sind wir zu besonderem Dank verpflichtet den Herren Prof. *G. Hörmann*, Prof. *E. Kolb*, Prof. *H. -J. Clemens*, Prof. *H. Selbach* und Prof. *H. L. Thron*. Für die Überlassung von Krankenberichten, für Hinweise oder sonstige Unterstützung danken wir den Herren Prof. *H. Lax*, Prof. *H. Hoffbauer*, Prof. *W. R. Merz*, Priv.-Doz. *H. Bossart*, Prof. *H.-W. Boschann*, Frau Oberärztin Dr. *I. Pschyrembel* sowie den Herren Chefarzt Dr. *G. Imholz*, Ass.-Prof. Dr. *V. Jaluvka* und Chefarzt Dr. *R. Hünemohr*.

Frau *H. Trenkel* hat beim Lesen der Korrekturen geholfen, wofür wir ihr unseren Dank aussprechen.

H. G. Lemtis

Berlin, im August 1973 *R. Seger*

Inhalt

I. Klinik des Rückenlage-Schocksyndroms (RLS)

1. Erstbeschreibung und medizin-historischer Rückblick

1928 wurden zum ersten Mal zwei Autoren auf ein ihnen nicht vertrautes antepartales Schockgeschehen in Rückenlage aufmerksam, das wir heute als *Rückenlage-Schocksyndrom (RLS)* bezeichnen würden (*Hare* und *Karn* (81)). Sie beobachteten bei 5 von 251 auf peripher-arterielles Blutdruckverhalten untersuchten Schwangeren einen außergewöhnlich niedrigen Blutdruck mit systolischen Werten unter 100 mm Hg. Eine dieser 5 Patientinnen mied spontan die Rückenlage, in der sie regelmäßig ohnmächtig wurde. Ihr systolischer Blutdruck lag zwischen 90 und 95 mm Hg. Aus diesen Beobachtungen zogen *Hare* und *Karn* jedoch keine Schlußfolgerung.

Die erste klassische Beschreibung eines RLS stammt von *Ahltorp* (3). Zur Klärung der Pathogenese unternahm er erste gezielte Versuche. Er faßte den graviden Uterus breit an beiden Seiten, hob ihn gegen die vordere Bauchwand und hielt ihn 4 Minuten in dieser Stellung. Die Patientin fühlte sich dabei subjektiv besser; ihr Blutdruck stieg von 65 auf 110 mm Hg. Ließ *Ahltorp* den Uterus wieder langsam auf die hintere Bauchwand herunter, trat erneute rasche Blutdrucksenkung ein. Trotz fehlender diesbezüglicher Literaturhinweise kam für den Verfasser als pathogenetische Erklärung am ehesten eine Kompression der *V. cava caudalis* durch den graviden Uterus in Betracht.

Ahltorp (4) setzte seine Untersuchungen fort und legte 1936 die Ergebnisse in der Studie „Über Rückenlagebeschwerden bei Graviden" nieder, in der das RLS für die nächsten 15 Jahre seine eingehendste Würdigung erfuhr. Zum Beweis einer vaskulären Pathogenese der eigenartigen antepartalen Schockzustände führte *Ahltorp* bei einer Patientin mit Rückenlagebeschwerden verschiedene Lagerungsexperimente durch.

In Seitenlage hatte die Frau keine Beschwerden, während in Bauchlage bei Ausübung eines mäßigen Druckes von unten nach oben auf die Bauchdecken sogleich die charakteristischen Rückenlagesymptome auftraten. In Rückenlage stellten sich sofort Schocksymptome ein; diese konnten jedoch zum Verschwinden gebracht werden, wenn der Uterus durch leichten Druck auf die linke Seite verlagert bzw. von der hinteren Bauchwand abgehoben wurde. Als *Ahltorp* (4) auch noch bei frisch entbundenen Patientinnen das Zustandsbild des RLS durch externe Kompression der *V. cava caudalis* reproduzieren konnte, stand für ihn endgültig fest, daß dieses Krankheitsbild durch eine direkte Kompressionswirkung des graviden Uterus auf die untere Hohlvene zustandekommt.

Durch Röntgenaufnahmen des Thorax in Rücken- sowie rechter und linker Seitenlage wies *Ahltorp* eine Abnahme des Herzminutenvolumens in Rückenlage auf 416 cm^3 nach. In linker Seitenlage war das Herzvolumen übrigens größer (543 cm^3) als in rechter Seitenlage (479 cm^3). Die bei seiner Patientin beobachtete Symptomenkombination (Steigerung der Pulsfrequenz, wobei der Puls fast unfühlbar wurde, starke Senkung des Blutdruckes, Verminderung des Herzminutenvolumens, Blässe des Gesichts und der Arme, Lippenzyanose) deutete *Ahltorp* (4) als Zeichen einer ernsten Kreislaufinsuffizienz. Die gleichzeitige tiefe, verlangsamte Atmung sah er als einen auf dem Reflexwege ausgelösten Versuch des Organismus an, den Blutzufluß zum Herzen durch eine gesteigerte Saugwirkung auf die Venen zu vergrößern. – Von 653 Schwangeren im letzten Trimester gaben 197 (30%) dem Autor Beschwerden in Rückenlage an; 42 Patientinnen (6,4%) konnten überhaupt keine Rückenlage einnehmen. Bei einem Drittel der 653 Schwangeren kam es zu einer Änderung der Schlafstellung in der zweiten Schwangerschaftshälfte mit ausschließlicher Bevorzugung der Seitenlage.

Ahltorp (3) gebührt demnach der Verdienst, das RLS erstmals richtig und klinisch geradezu erschöpfend beobachtet und beschrieben zu haben. Seine grundlegenden Veröffentlichungen gerieten jedoch fast völlig in Vergessenheit und wurden nur von einigen skandinavischen Autoren aufgegriffen (*Clemetsen* (45), *Walde* (188), *T. Pyörälä* und *K. Pyörälä* (143)). In der deutschsprachigen Literatur mußte *Dieminger* (57) noch 1968 richtigstellen, daß nicht *Hansen* (80), sondern *Ahltorp* (3) Erstbeschreiber des RLS sei; denn im gleichen Jahr hatten *Gödel* (73) sowie *Stiebler* (176) und wenige Jahre vorher *Schwarz* (160) *Hansen* für den eigentlichen Entdecker des Syndroms gehalten. In den Vereinigten Staaten waren die Arbeiten der skandinavischen Autoren schwer zugänglich (z.T. auch aus sprachlichen Gründen), so daß es verständlich ist, daß die geburtshilfliche Fachwelt der USA keine Notiz von ihnen genommen hat. Nur von internistischer Seite wurde *Clemetsens* (45) Arbeit kurz zitiert (*Stead* 1952 (175), *Fackler* 1953 (66)). So ergab sich die bemerkenswerte Tatsache, daß das RLS von mehreren Arbeitskreisen unabhängig voneinander entdeckt worden ist.

Hansen (80) beobachtete 1942 bei 7 von 57 Schwangeren im letzten Trimester in Rückenlage Blutdruckabfall und eine auffallende Kollapsneigung, die in Seitenlage regelmäßig verschwand. In der Frühschwangerschaft konnte er diese deutliche Blutdrucksenkung nur in einem einzigen Fall feststellen. *Hansen* diskutierte als auslösenden Mechanismus eine mechanische Behinderung des venösen Rückflusses zum Herzen durch den schwangeren Uterus. Seine Beobachtungen wurden jedoch nicht weiter verfolgt.

Clemetsen beschrieb nach Kenntnisnahme der *Ahltorp*-Studien (3, 4) 1948 ein Rückenlage-Schocksyndrom. Er konnte die Ausbildung des RLS in Rückenlage verhindern, wenn er den graviden Uterus von der hinteren Bauchwand abhob. 7 Wochen nach der Schnittentbindung und Hysterektomie des myomatösen Uterus konnten die Schockzustände in Rückenlage durch externe Kompression der *V. cava caudalis* reproduziert werden. Auch *Walde* (188) kannte die *Ahltorp*schen Arbeiten, als er 1948 über 2 Rückenlage-Schocksyndrome schrieb. Auf der Suche nach einer ätiologisch-pathogenetischen Erklärung komprimierte er bei 12 Laparotomien aus gynäkologischer Indikation die *V. cava caudalis* und die Aorta für 1–3 Minuten digital auf der Höhe des Promunturiums. Bei Druckausübung auf die untere Hohlvene sank der systolische Blutdruck um 10–30 mm Hg; bei Aortenkompression stieg der systolische Blutdruck im proximalen Teil zwischen 3 und 15 mm Hg an. *Walde* sah in diesen Befunden den Beweis für eine mechanisch-vaskuläre Pathogenese des RLS, ließ jedoch außer acht, daß nicht-gravide Patientinnen infolge eines mangelhaft ausgebildeten Kollateralkreislaufs auf Kompression der *V. cava caudalis* empfindlicher reagieren als Gravide (*Scott* und *Kerr* (164)).

Im Verlauf einer experimentellen Studie über die Pathogenese vasovagaler Synkopen haben *Brigden* und Mitarbeiter (34) bei einer Patientin mit manifestem RLS die Herzschlagfrequenz, den systolischen Blutdruck und die Vorderarmdurchblutung in Rücken- und Seitenlage gemessen. In Rückenlage kam es vor dem Einsetzen von Schocksymptomen zur Sinustachykardie und arteriolären Vasokonstriktion, die sich bei Einnahme der Seitenlage sogleich zurückbildeten. *Brigden* und Mitarbeiter (34) berichteten über eine persönliche Mitteilung von *Palmer* und *Walker,* die beide bei Einnahme der Rückenlage in der Spätschwangerschaft ein Absinken des Druckes im rechten Atrium mit konsekutivem Abfall des Herzminutenvolumens festgestellt hatten. *Brigden* und Mitarbeiter, die *Runges* (156) und *Hansens* (80) Publikationen kannten, vermuteten wie diese eine direkte Kompression der *V. cava caudalis* in Rückenlage durch das Gewicht des graviden Uterus; Sinustachykardie und arterioläre Vasokonstriktion deuteten sie als Versuch einer sympathischen Gegenregulation bei drohendem Kreislaufversagen.

McRoberts (123) gebührt der Verdienst, 1951 die klinische Bedeutung des Krankheitsbildes erkannt zu haben. Er beschrieb 6 Rückenlage-Schocksyndrome und empfahl als symptomatische Therapie einfache Seitenlagerung bzw. rasche Entleerung des Uterus, wenn das Syndrom während einer Schnittentbindung auftrete. Da *McRoberts* die Veröffentlichungen von *Ahltorp* (3, 4) nicht gekannt zu haben scheint und sich nicht weniger ausführlich dem Thema widmet, gebührt ihm der gleiche Rang in der Geschichte der Entdeckung des Syndroms.

Auf der Grundlage dieser klinischen Beobachtungen und nach den Vorversuchen der skandinavischen Autoren konnte in der Folgezeit die Kenntnis von der Pathogenese des Schocksyndroms entscheidend vertieft werden. Medizin-historisch überraschend ist dabei das späte Auftauchen des RLS im europäischen Schrifttum, wenn wir von der Erstbeschreibung durch *Ahltorp* (3) absehen, die für die Dauer von 15 Jahren in Vergessenheit geraten war. Erst nachdem in der angelsächsischen Literatur bereits zahlreiche Arbeiten über sporadische Fälle oder größeres kasuistisches Material vorlagen (*McRoberts, Meynier* (126), *de Rezende* (149, 150), *Stead* (175), *Arnold* (6), *Fackler* (66), die Arbeitsgruppe um *Howard, Goodson* und *Mengert* (96, 97, 125), *Wilkening* u. Mitarb. (190), *A. Woodburn* und *J. D. Woodburn* (196), *Sluder* (171)), erschienen 1956 und 1958 im europäischen Schrifttum Arbeiten zum Rückenlage-Schocksyndrom (*Winzeler* (192, 193)). Im Jahre 1958 hatte *Winzeler* in der ersten umfassenden Darstellung des deutschen Schrifttums das vorher im deutschen Sprachgebiet praktisch unbekannte Syndrom zur Beobachtung gebracht. Gegenüber zahlreichen ausländischen Veröffentlichungen finden wir in der deutschsprachigen Literatur vor 1968 nur wenige Mitteilungen (*Graeff* und *Bach* (74), *Schlag* (158), *Lemtis* (114), *Lemtis* u. Mitarb. (115), *Pietsch* (137), *Winzeler*). 1968 wurden 6 deutschsprachige Arbeiten publiziert (*Dieminger* (57), *Erbslöh* (65), *Gödel* (73), *Sensing* (169), *Stiebler* (176), *Welsch* (189)). Umgekehrt sind in der Literatur englischer und amerikanischer Herkunft die europäischen Frühentdecker des RLS, wohl aus sprachlichen Gründen, oft noch nicht bekannt. In der zweiten Auflage seines Werkes „Grundlagen und Praxis der geburtshilflichen Anästhesie“, das in deutscher Übersetzung vorliegt, schrieb *Crawford* (53): „Dies alles wirft ein erstaunlich schlechtes Licht auf das allgemeine Niveau klinischer Beobachtung und internationaler Zusammenarbeit . . .“.

Drei Jahrzehnte sind seit der ersten Beschreibung des RLS durch *Ahltorp* (3) vergangen, ehe dieses antepartale Schocksyndrom allgemein bekannt wurde. In diesem Zeitraum wurden verschiedene Bezeichnungen für das RLS geprägt. Der Ausdruck *„Supine hypotensive syndrome“* (Shs) geht auf *Howard, Goodson* und *Mengert* (97) zurück. *Walde* (188) sprach vom „utero-kardiovaskulären Syndrom“, *de Rezende* (150) vom „klinostatisch-hypotensiven Syndrom“. Beide Begriffe konnten sich nicht durchsetzen. In der deutschsprachigen Literatur werden die Bezeichnungen „*Vena-cava*-Kompressionssyndrom“ (*Graeff* und *Bach* (1965)) sowie „Rückenlage-Schocksyndrom“ (*Lemtis* (114)) verwandt, im Französischen taucht das Syndrom unter der Bezeichnung *„choque postural“* auf (*Dumont* und *Peyre* (59)). Im weiteren Verlauf des Literaturberichtes werden die Benennungen „Rückenlage-Schocksyndrom“, *„Supine hypotensive syndrome“* und „*Vena-cava*-Kompressionssyndrom“ synonym gebraucht.

2. Symptomatik des zentralisierten und dekompensierten Schockgeschehens

Durch Kompression der *V. cava caudalis* in Rückenlage wird ein Teil der Blutmenge „inaktiviert“, es kommt zur „Poolbildung“ in den unteren Extremitäten. Die Herzfüllung ist durch das verringerte venöse Angebot an den rechten Vorhof herabgesetzt. Ein isovolämischer Volumenmangelkollaps bildet sich aus. *Wilkening* und Mitarbeiter (190) untersuchten 1955 erstmals streng simultan das Verhalten von Blutdruck, Pulsfrequenz, kubitalem und femoralem Venendruck beim RLS (vgl. Abb. 1). Der femorale Venendruck stieg bei Einnahme der Rückenlage infolge des Versackens von Blut in die distal der Kompressionsstelle liegenden Gefäßbezirke an. Das verringerte venöse Angebot an den rechten Vorhof bedingte ein kleineres Herzminutenvolumen, welches wiederum ein Absinken besonders des systolischen Blutdruckes und damit der Blutdruckamplitude zur Folge hatte. Kompensatorisch bildete sich eine Sinustachykardie aus. Durch Seitenlagerung wurde der Schwerpunkt des graviden Uterus von der *V. cava caudalis*

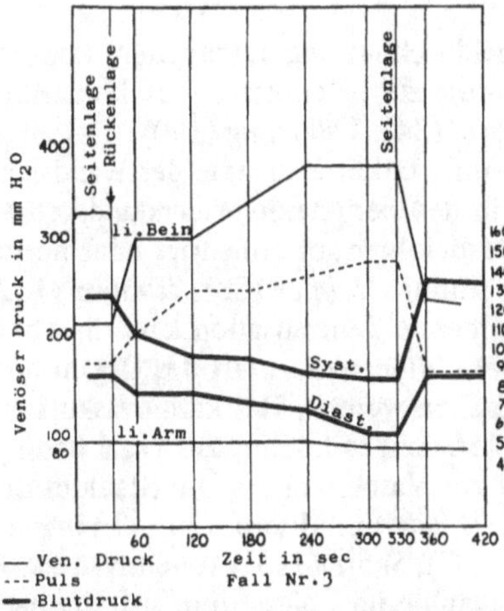

Abb. 1. Verhalten von Blutdruck, Pulsfrequenz, kubitalem und femoralem Venendruck beim RLS. Weitere Beschreibung im Text. (Aus *Wilkening, Knauer* und *Larson:* Calif. Med. 82 (1955), 159–162, Abb. 1. Beschriftung übersetzt.)

weg nach vorn verlagert, so daß die ursächliche Poolbildung in der unteren Körperhälfte aufgehoben war. Der kubitale Venendruck änderte sich praktisch nicht.

Das klinische Erscheinungsbild beim RLS entsteht infolge der mangelhaften Organdurchblutung (*Arnold* (6), *Berthoud* (17), *Broquet* (37), *Holtzhausen* (90), *Makowski* (117), *Orlovsky* (134)). Die Haut ist von kaltem Schweiß bedeckt, grau oder livide verfärbt. Die Extremitäten sind kühl, die Akren zyanotisch. Die Arme fühlen sich taub an; Muskelzuckungen können sich einstellen. Die Augen sind haloniert, Zunge und Schleimhäute sind ebenfalls blaß. Als Folge zerebraler Minderdurchblutung treten zuerst motorische Unruhe, dann Apathie und Schlafneigung auf. Störungen des Sensoriums wie Schwarzwerden vor den Augen, Schwindel und Ohrensausen (*Wilkening* u. Mitarb.) gehören ebenfalls zu den zerebralen Symptomen des RLS, das sich, einmal zum Ausbruch gekommen, in der Symptomatik nicht von Schockformen anderer Genese unterscheidet (*Schmitt* (159), *Makowski, Pietsch* (137)).

Um die Mangeldurchblutung aufzuhalten, kommt es neben der Sinustachykardie zur arteriolären Vasokonstriktion (*Brigden* u. Mitarb. (34), *Wilkening* (190)). Bei ausgeprägter Gegenregulation mit starker Zunahme der Wandspannung im Windkessel und in den peripheren Widerstandsgefäßen ist der diastolische Blutdruck weniger erniedrigt oder normal, manchmal sogar etwas erhöht (*Holmes* (88), *Tumova* (182)). Eine längere Zeit bestehende Zentralisation kann in Abhängigkeit von der vegetativen Widerstandskraft des Organismus nicht mehr aufrechterhalten werden. Das kardiovaskuläre System dekompensiert plötzlich; es kommt zur vagal bedingten Sinusbradykardie und zur Vasodilatation. Im Stadium dieser vasovagalen Attacke (*Brigden* u. Mitarb. (34), *Gersmeyer* (72), *Lees* u. Mitarb. (107), *Scott* (163)) treten Nausea, Erbrechen und Oppressionsgefühle im Epigastrium auf, die nach *Winzeler* (193) sowie *Scott* als Zeichen der Desorganisation und Erschöpfung der vegetativen Gehirnzentren zu verstehen sind.

Beim dekompensierten RLS kann es zu dramatisch verlaufenden Formen der kardialen und zerebralen Mangeldurchblutung kommen, wie sie von *Sluder* (171), *Schmitt* (159), *Brody* und *Mac Cann* (35), *Sheld* (170) sowie *Gupta* und *Chandra* (78) beschrieben worden sind.

Brody und *Mac Cann* konnten bei einer Graviden die Herzaktion während des dekompensierenden Schockgeschehens elektrokardiographisch registrieren. Das Rückenlage-EKG zeigte neben einer Sinustachykardie spezifische Veränderungen im Sinne einer Myokardanoxie. Das ST-Segment war in den Standardableitungen II, III und aVF sowie in den präkordialen Ableitungen V 2–V 6 gesenkt. *Gupta* und *Chandra* nahmen ein Elektrokardiogramm bei einer Patientin auf, die in Rückenlage neben den beim RLS üblichen Schocksymptomen über Retrosternalschmerz klagte. Das Kurvenbild zeigte neben einer Sinustachykardie von 150/Min. eine Senkung der ST-Strecke in allen Ableitungen. In Seitenlage sank die Pulsfrequenz auf 100/Minuten; die Veränderungen des ST-Segments normalisierten sich. Die Autoren deuteten die Angina pectoris und die EKG-Befunde als klinische Zeichen einer unzureichenden Sauerstoffversorgung des Myokards infolge eines stark gesunkenen Herzminutenvolumens. Ihre Patientin klagte zusätzlich über „Krämpfe in der Gebärmutter". *Gupta* und *Chandra* hielten auch diese für hypoxisch bedingt. Die Mehrzahl der Untersucher konnte während des Schockgeschehens elektrokardiographisch jedoch nur eine Sinustachykardie feststellen, eine Störung des Myokardstoffwechsels hingegen nicht beobachten (*Schmitt* (159), *T. Pyörälä* (141), *Dieminger* (57)).

Schmitt bemerkte bei einer seiner beiden Patientinnen eine schwere, durch zirkulatorische Hypoxämie bedingte Schädigung des Atemzentrums in Form einer ausgeprägten Cheyne-Stokesschen Atmung mit Perioden der Apnoe und Hyperventilation. Das Rückenlage-EKG hingegen ließ nur eine Sinustachykardie erkennen. Das RLS war mitausgelöst durch das große Gewicht einer Zwillingsschwangerschaft, welches auf der *V. cava caudalis* lastete. *Sluder* (171) beobachtete bei seiner in Rückenlage bewußtlos gewordenen Patientin kurzdauernde epileptiforme Krämpfe, die durch Einnahme einer halbsitzenden Lage behoben werden konnten. *Sheld* (170) veröffentlichte einen Fall mit besonders stürmischem Ablauf des dekompensierten Schockgeschehens. Auf Grund eines Mißverhältnisses zwischen kindlichem Kopf und mütterlichem Becken entschloß er sich bei seiner Patientin zu einer *Sectio abdominalis* unter Spinalanästhesie. Nach Injektion von Tetracainlösung in den Subarachnoidalraum fiel der Blutdruck auf nicht meßbare Werte ab. Femoralis- und Radialispuls waren nicht mehr tastbar, der Herzschlag nicht mehr zu auskultieren. Unter dem Einsatz kontrollierter Atmung und externer Herzmassage konnte ein lebendes Neugeborenes von 4250 g Gewicht entwickelt werden. Unmittelbar nach der Geburt war die *Aorta abdominalis* der Mutter pulslos; erst nach 2 Minuten setzten Herztätigkeit und Puls wieder ein. Das postoperative EKG wies auf eine subendokardiale Ischämie hin, die neurologische Untersuchung ergab klinische Zeichen einer schweren zerebralen Mangeldurchblutung: positiver Babinski-Reflex, positiver Hoffmann-Reflex, Achilles- und Patellarsehnenklonus.

Der Organismus verfügt beim RLS über mehrere Möglichkeiten der Schockbekämpfung. Wirksamste Form der Gegenregulation ist die Zentralisation des Kreislaufs. Doch kann die Schocksymptomatik auch durch vegetative Lagerungsreflexe, reflektorisches Anziehen der Beine und tiefes Einatmen abgeschwächt werden. Wie alle Autoren einstimmig berichten, ist die Mehrzahl der Patientinnen beim Einsetzen von Schocksymptomen bemüht, die Rückenlage aufzugeben, sich auf die Seite zu lagern, die Beine anzuziehen oder sich aufzusetzen (*Ahltorp* (4), *McRoberts* (123), *Howard* u. Mitarb. (97), *Dumont* und *Peyre* (59), *Graeff* und *Bach* (74), *Mundow* (131)). *Broquet* (37) berichtete von einer 31jährigen *I.-para,* die je einmal im 7. und 8. Schwangerschaftsmonat versehentlich in Rückenlage geriet, schweißbedeckt und von Nauseagefühlen geplagt aus dem Schlafe aufschreckte und nach spontaner Einnahme der Seitenlage rasch Besserung fand. Die Patientin von *A. Woodburn* und *J. D. Woodburn* (196) schlief in den letzten 6 Wochen der Schwangerschaft sogar halbsitzend auf mehreren Kopfkissen. Nach *Selbach* (168) handelt es sich um ein durch Erfahrung geprägtes, nicht aber um ein instinktives Verhalten, wie von einigen Autoren angenommen wurde. Die zerebrale Mangeldurchblutung erzeugt ein halb bewußtes, halb unbewußtes Mißempfinden, das nach Einnahme der physiologischen Seitenlage einem Wohlbehagen weicht. Diese beiden Erlebnispole werden empfunden und führen zu vegetativen Lagerungsreflexen, die bald automatisch ablaufen.

Holmes (89) beobachtete während eines Schockgeschehens eine weitere Form der Gegenregulation: die Hüftflexion. Ihr Sinn ist darin zu sehen, daß der Fruchtsack für seine Kompressionswirkung nach Abschwächung der Lumballordose kein Gegenlager mehr findet. – Das tiefe Einatmen, das über das Prinzip der Druck-Saugpumpe das venöse Angebot zum rechten Vorhof fördert, ist nach *Holmes* sowie *Howard* und Mitarbeitern ebenfalls als wirksamer Regulationsvorgang anzusehen. Die Zunahme des Atemzug- und Minutenvolumens beruht auf engen Beziehungen zwischen Kreislauf- und Respirationszentren (*Gersmeyer* (72)).

Winzeler (194, 195) beobachtete eine aktiv-neurogene Hypotonisierung des *M. rectus abdominis* im Bereich der Berührungsfläche mit dem graviden Uterus. Bei Erhöhung des intraabdominellen Druckes durch Hustenstöße, Stuhlgang oder ungeschickte Rückwärtsneigung soll der Uterus auf Grund dieser Schutzeinrichtung ventralwärts ausweichen können, ohne die *V. cava caudalis* abdrosseln und ein Rückenlage-Schocksyndrom auslösen zu müssen.

3. Differentialdiagnose und Therapie

Differentialdiagnose und Therapie lassen sich mit wenigen Sätzen abhandeln, da sich das RLS – im Gegensatz zu jedem anderen antepartalen Schockzustand – durch Einnahme der Seitenlage schnell beheben läßt (*McRoberts* (123)). Differentialdiagnostisch ist das Schockgeschehen besonders gegen eine Uterusruptur, gegen eine beginnende vorzeitige Lösung der richtig sitzenden Plazenta und gegen eine Ruptur der *Vv. uteroovaricae* (*Hodgkinson* (85), *Diddle* u. Mitarb. (56), *Berger* und *Hill* (15)) abzugrenzen. Eine Verwechslung kann nur bei Unkenntnis des RLS unterlaufen. So begannen *Howard* und Mitarbeiter (97) ihre umfassenden experimentellen und klinischen Studien zur Pathogenese des RLS, nachdem sie ein Rückenlage-Schocksyndrom als Uterusruptur verkannt hatten. *Winzeler* (193) konnte bei einer seiner Patientinnen zwar eine beginnende vorzeitige Lösung der Plazenta bzw. eine Uterusruptur ausschließen, mußte aber in Unkenntnis der wahren Kausalzusammenhänge trotzdem eine Schnittentbindung vornehmen. Bei genauer Kenntnis des RLS wäre durch Einnahme der Seitenlage eine schnellere Differentialdiagnose und eine augenblickliche Therapie leicht möglich gewesen. – Blutdruckverlaufskontrollen während der gesamten Schwangerschaft (*Rimbach* und *Heiligenstein* (151)) ergaben ein Absinken der systolischen und diastolischen Blutdruckwerte bis zum 6. Monat und anschließend ein Ansteigen auf das höchste Niveau im 10. Schwangerschaftsmonat. *Rimbach* und *Heiligenstein* führten diese nicht-symptomatische Schwangerschaftshypotonie auf eine Tonusverminderung der glatten Muskulatur infolge Progesteronausschüttung zurück. Auch von dieser physiologischen Hypotonie läßt sich das RLS durch Einnahme der Seitenlage leicht unterscheiden.

Diagnose und Therapie sind beim Rückenlage-Schocksyndrom „identisch". Therapeutisch gilt beim RLS die Beseitigung der *Supine position* als Mittel der Wahl, am günstigsten durch Links-Seitenlagerung (*Ahltorp* (4), *Cappe* und *Surks* (42) sowie *Crawford* (53)). Nach *Wright* (197) genügt schon eine Links-Seitenlagerung um 20–30°. Die Empfehlung von *Greenhill* (75), es sei bei jedem Schockzustand in der Schwangerschaft prinzipiell Seitenlage herzustellen, ist deshalb mit Nachdruck zu unterstützen (*Winzeler*). Die auf der ganzen Welt beim Schock geübte Trendelenburgsche Lagerung stellt eine denkbar ungeeignete therapeutische Maßnahme dar (*McRoberts* (123), *Winzeler* (193), *Pietsch* (137)). *Dieminger* (57) berichtete von einem Schockzustand, der innerhalb von 20 Minuten trotz Trendelenburgscher Lagerung, Infusion, Intubation und äußerer Herzmassage zum letalen Ausgang kam.

Jeder Arzt, jede Hebamme und Schwester, jede Krankengymnastin und jeder Angehörige des Sanitätspersonals sollte wissen, daß eine Schwangere in der zweiten Hälfte der Gravidität oder unter der Geburt bei Schockzuständen unbedingt auf die Seite, wenn möglich auf die linke Seite gelagert werden muß, um ein RLS auszuschließen bzw. zu beseitigen (*Winzeler* (193)). Statt Seitenlage kann auch eine halbsitzende Lage eingenommen werden, wobei der Schwerpunkt des Uterus ebenfalls von der *V. cava caudalis* weg nach vorn verlagert wird. *A. Woodburn* und *J. D. Woodburn* (196) sowie *Sluder* (171) leiteten bei bekanntem RLS ihre Geburten in dieser Lage. Da das *Vena-cava*-Kompressionssyndrom auch außerhalb einer geburtshilflichen Klinik schon bei leichter Rückwärtsneigung auftreten kann, etwa beim Schwangerschaftsturnen (*Winzeler* (193), *Dumont* u. Mitarb. (60)), auf dem Zahnarzt-Untersuchungsstuhl (*Brigden* u. Mitarb. (34)) oder beim leicht rückwärts geneigten Sitzen mit gegen den Leib angezogenen Oberschenkeln (*Winzeler*), hielt *Winzeler* auch eine umfassende Orientierung der Öffentlichkeit für notwendig.

4. Bedeutung sekundärer Auslösefaktoren

Die Auslösung des RLS und die Häufigkeit seines Auftretens werden von einer Anzahl topographisch-anatomischer, mechanischer und vaskulärer Faktoren begünstigt. Die Topographie der Bauchhöhle einer Schwangeren ist durch die individuellen Wachstumsgesetze des Uterus bestimmt. Vom 4. Schwangerschaftsmonat an wächst das *Corpus uteri* in die Bauchhöhle und geht individuelle Beziehungen zu den umliegenden Organen ein. Eine potentielle Schockbereitschaft der schwangeren Frau kann demnach bereits vom 5. Graviditätsmonat an gegeben sein (*Seger* und *Lemtis* (167)). Die Rückseite der Gebärmutter liegt links auf der Aorta und rechts auf der *V. cava caudalis.* Die Wirbelsäule kerbt den Uterus ein, so daß er Sattelform annimmt (*Howard* u. Mitarb. (97), *Oxorn* (135)). Einige Autoren (*Holmes* (89), *Vischi* (186), *Wright* (197)) weisen darauf hin, daß Mißbildungen bzw. verstärkte Lumballordosen der Wirbelsäule das RLS begünstigen. *T. Pyörälä* und *K. Pyörälä* (142, 143) konnten bei ihrer Patientin eine akzentuierte Lumballordose als mitauslösenden Faktor des RLS beobachten.

Holmes hob hervor, daß ein Rückenlage-Schocksyndrom nur dann auftritt, wenn das Kava-Kompressionsniveau hinreichend hoch liegt. Bei kleinen Frauen mit geringem Abstand zwischen 12. Brust- und 1. Sakralwirbel soll, auf den gleichen Schwangerschaftsmonat bezogen, das Kompressionsniveau höher liegen und das Schocksyndrom häufiger auftreten als bei großen Frauen (vgl. auch *Vischi*). Auch *Arnold* (6), *T. Pyörälä* und *K. Pyörälä* sowie *Fournier* (69) erkannten diesen Zusammenhang an Hand ihrer kasuistischen Beobachtungen.

Neben der Beziehung des Uterus zu seinen Nachbarorganen ist seine Dimension ein entscheidendes Moment bei der Auslösung eines RLS. In der Weltliteratur wird auffallend häufig über ein Schocksyndrom im Gefolge einer Zwillingsschwangerschaft bzw. eines Hydramnions berichtet (*A. Woodburn* und *J. D. Woodburn* (196), *Schmitt* (159), *Dumont* u. Mitarb. (60), *Wright* (197), *Fournier* (69), *de Leonardis* (116), *Pietsch* (137)). Das

RLS tritt in diesen Fällen früher auf. *Wright* beobachtete es bei einer Patientin mit Gemini und einer zweiten mit Hydramnion schon in der 32. Woche. Das Uterusgewicht kann, außer durch Gemini bzw. Hydramnion, auch durch eine Blasenmole oder einen übergroßen Feten erhöht sein. Entsprechend stellten *Dumont* und *Peyre* (59) ein RLS bei einer *Mola hydatidosa* fest; *Gödel* (73) diagnostizierte das Schocksyndrom bei einer diabetischen Mutter mit einem Feten von 4830 g Gewicht.

Auch der Uterustonus bestimmt, wie stark die *V. cava caudalis* komprimiert wird. *Howard* und Mitarbeiter (97) haben den arteriellen Blutdruck und die Pulsfrequenz einer Patientin mit *Vena-cava*-Kompressionssyndrom während der Wehen und innerhalb der Wehenpausen in Rückenlage gemessen. Die Autoren konnten das RLS nur innerhalb der Wehenpausen auslösen. Sie folgerten, daß die *V. cava caudalis* während der Wehen in der Mulde rechts neben der Wirbelsäule vor einer Kompression geschützt ist, weil sich der kontrahierte Uterus von der hinteren Bauchwand „abhebt". Nur ein relaxierter Uterus vermag diese Mulde, deren hinterster Abschnitt etwa 3 cm dorsal der Vorderfläche der Wirbelsäule liegt, auszufüllen und einen Druck auszuüben (*Schmitt* (159), *Oxorn* (135), *Vischi* (186)).

Durch externe Kompression kann der gravide Uterus gegen die sehr empfindliche *V. cava caudalis* gedrückt werden. So reicht beispielsweise das forcierte Aufsetzen des geburtshilflichen Stethoskops zur Auslösung eines RLS aus (Fallbeschreibung von *Gödel* (73) sowie *Seger* (165)). Auch ein brüsker IV. Leopoldscher Handgriff oder ein straffsitzender Gürtel können ein Rückenlage-Schocksyndrom bewirken (Kasmistik bei *Winzeler* (193) sowie *Seger* (165)).

T. Pyörälä und *K. Pyörälä* (142, 143) sowie *Dumont* und Mitarbeiter (60) berichteten über das Auftreten des Schocksyndroms bei der äußeren Wendung einer Beckenend- in eine Schädellage. Dabei blieb jedoch der Anteil einzelner Faktoren, wie länger dauernde Rückenlage, externe Kompression und Wechsel der intrauterinen Lage des Feten, unbekannt.

Für die Schwere eines *V. cava*-Kompressionssyndroms ist auch das Ausmaß der „inaktivierten" Blutmenge entscheidend. In Hundeversuchen fanden *Howard* und Mitarbeiter (97) bei Ligatur der *V. cava caudalis* unterhalb der *Vv. renales* in der Frühschwangerschaft einen geringeren arteriellen Blutdruckabfall (3 Versuchstiere) als in der Spätschwangerschaft (5 Versuchstiere). Die Autoren erklärten diesen Befund mit der im Laufe der Schwangerschaft zunehmenden Verlagerung des zirkulierenden Blutvolumens in die Beckenvenen, so daß in der Spätschwangerschaft nach *Cava*-Ligatur größere Blutmengen stagnieren als in der Frühschwangerschaft. In diesem Zusammenhang beobachtete *Sluder* (171) ein RLS bei einer Patientin mit starken Varizen der Vulva und der unteren Extremitäten. Umwickelte er die unteren Extremitäten mit elastischen Binden, konnte er das Auftreten von Schocksymptomen bei Einnahme der Rückenlage hinauszögern. Das variköse Syndrom kann ein RLS mitauslösen, weil bei Kranken mit weiten peripheren Gefäßen ein ungewöhnlich großes Gefäßbett zur „Blutinaktivierung" bereitsteht. Bei einem Rückenlage-Schocksyndrom sind Varizen prall gefüllt (*Howard* u. Mitarb. (97), *Vischi* (186) und schmerzen (*Villard* (185)).

5. Das Rückenlage-Schocksyndrom unter der Geburt

Holmes (88) beobachtete bei einer seiner Patientinnen mit bekanntem RLS eine zunehmende Abschwächung der Schocksymptome während des Tiefertretens des Uterusfundus im letzten Schwangerschaftsmonat. Von der 37. Woche an dekompensierte das Rückenlage-Schocksyndrom nicht mehr. *Holmes* folgerte, ein ernsthaftes RLS trete nur vor der 39. Woche auf. Sehr selten allerdings beobachtete er auch in der 39. und 40. Woche Schocksymptome, wobei jedesmal der vorangehende kindliche Teil noch nicht in das kleine Becken eingetreten war.

Im Schrifttum liegen nur wenige Veröffentlichungen über ein in der Eröffnungs- oder Austreibungsperiode aufgetretenes RLS vor. *Berthoud* (17) leitete eine Geburt in Seitenlage, weil bei Rückenlagerung sofort Schocksyndrome auftraten, die von einer schweren fetalen Bradykardie begleitet wurden. Auch *Dieminger* (57) ließ seine Patientin erst beim Einschneiden des kindlichen Kopfes Rückenlage einnehmen. *Welsch* (189) mußte eine Geburt operativ durch Beckenausgangszange beendigen, weil das Rückenlage-Schocksyndrom sogar während der Austreibungsperiode auftrat, und die Frequenz der kindlichen Herztöne bedrohlich absank. *Gödel* (73) führte bei einer diabetischen Mutter mit übergroßem Feten ebenfalls einen vaginalen geburtshilflichen Eingriff aus, weil das RLS auch in diesem Falle in der Austreibungsperiode auftrat. Er leitete die Geburt in Seitenlage, ließ ein Bein der Kreißenden von einer Hilfsperson emporhalten und nahm eine Vakuumextraktion vor. *Gödel* hält in solchen Fällen eine sofortige Schnittentbindung für zu spät, da von der Lagerung über die Vorbereitung und die Narkoseeinleitung 8–10 Minuten vergehen, in denen das Schockgeschehen unbeherrschbar abläuft. Als Mittel der Wahl beim RLS in der Austreibungsperiode empfahl *Gödel* die spontane Geburt bzw. die Vakuumextraktion in Seitenlage. Zangenextraktion, Spekulumentbindung und Kristellersche Expression sind an die Rückenlage gebunden und scheiden daher aus.

Für das regelmäßige Ausbleiben eines RLS unter der Geburt, wie es von den übrigen Autoren beobachtet wurde, scheinen zahlreiche Faktoren verantwortlich zu sein. Sobald die Eröffnungswehen dicht aufeinanderfolgen, hebt sich der Uterus während der Kontraktionen vollständig von der *V. cava caudalis* ab (*Howard* u. Mitarb. (97), *Schmitt* (159), *Oxorn* (135), *Vischi* (186)). Ist der vorangehende kindliche Teil einmal in das kleine Becken eingetreten, läßt die Tendenz zum Rückenlage-Schocksyndrom nach, weil der Uterusfundus das zur Auslösung des Schockgeschehens notwendige hohe *Kava*-Kompressionsniveau nicht mehr erreicht (*Schmitt* (159), *Holmes* (88), *Crawford* (53), *Vischi* (186), *Lees* u. Mitarb. (107)). Durch den Abgang großer Fruchtwassermengen am Ende der Eröffnungsperiode verringern sich Uterusdimension und Uterusgewicht, so daß die *V. cava caudalis* weniger stark komprimiert werden kann (*Crawford*). *Arnold* (6) hatte beim Auftreten eines RLS in der

Eröffnungsperiode schon den Entschluß gefaßt, eine Seitenlage- oder Hockgeburt durchzuführen, als er, um nichts unversucht zu lassen, noch die Fruchtblase stichelte. Die Rückenlagebeschwerden hörten nach der künstlichen Blasensprengung schlagartig auf, und die Geburt konnte in Rückenlage beendet werden. Auch die erhöhte Tonuslage des Sympathikus, die in der Austreibungsperiode durch Anstrengung und Schmerzen einen Kulminationspunkt erreicht, scheint für das oft beobachtete Ausbleiben des RLS unter der Geburt mitverantwortlich zu sein (*McRoberts* (123), *Winzeler* (193)). Außerdem wechseln Kreißende wegen der starken Wehenschmerzen häufig die Lage, so daß unter der Geburt die Expositionsdauer für die volle Ausbildung des Schockgeschehens zu kurz ist (*Winzeler, Vischi*).

6. Häufigkeit der potentiellen Schockbereitschaft und der manifesten Schockzustände

Bei objektiv gleichem Verhalten von Blutdruck und Puls können subjektive Störungen in unterschiedlicher Stärke vorkommen oder auch ganz fehlen. *Winzeler* (193) erklärte dies durch die außerordentlich schwankende vegetative und psychische Widerstandskraft des Organismus. Dies müsse man sich immer vor Augen halten, wenn man von einem Blutdruckabfall in Rückenlage auf die Widerstandskraft des Organismus schließe. Trotz dieser Einschränkung wurden zahlreiche Versuche unternommen, die Häufigkeit der potentiellen Schockbereitschaft und der manifesten Schockzustände durch Blutdruckmessungen statistisch zu erfassen.

Terminologische Schwierigkeiten machte der Begriff der potentiellen Schockanfälligkeit. Er wurde von den meisten Autoren unterschiedlich definiert. Man einigte sich darauf, daß diejenige Patientin potentiell schockanfällig sei, deren systolischer Blutdruck in Rückenlage um einen bestimmten – von den einzelnen Autoren unterschiedlich festgelegten – Wert absinke (vgl. Tab. 1 auf S. 24).

Ein Vergleich der im Schrifttum niedergelegten Statistiken wird dadurch erschwert, daß die Kollektive der einzelnen Autoren nicht das gleiche Schwangerschaftsalter haben. Der Schweregrad des Schockgeschehens hängt jedoch u. a. vom Schwangerschaftsmonat ab, ein höherer Fundusstand bedeutet ein höheres Kompressionsniveau der *V. cava caudalis* (*Schmitt* (159), *Holmes* (88), *Crawford* (53), *Vischi* (186)). – Die Expositionsdauer von der Einnahme der Rückenlage bis zur Messung des arteriellen Blutdruckes ist ebenfalls nicht übereinstimmend gewählt worden. *Holmes* hat den Blutdruck während der ersten 6 Minuten nach Einnahme der Rückenlage in Minutenintervallen gemessen, *Villard* (185) hingegen hat ihn erst nach Ablauf von 15 Minuten ermittelt.

Bei geburtshilflichen Untersuchungen von weniger als 2 Minuten Dauer beobachteten wir (167) kein RLS. Dauerte die Rückenlage hingegen länger als 5 Minuten, wie dies bei Blutentnahmen, Amnioskopien, Echolot-Untersuchungen sowie bei Vorbereitungen zur Operation notwendig werden kann, sahen wir öfter ein Rückenlage-Schocksyndrom. Bis zur vollen Ausbildung der Schocksymptome vergehen beim RLS 3–7 Minuten. Bei vergleichenden Blutdruckuntersuchungen in Rücken- sowie Seitenlage darf die Expositionsdauer demnach 7 Minuten nicht unterschreiten.

Die beiden folgenden Tabellen (Tab. 1 u. Tab. 2) bringen die schematische Gegenüberstellung der im Schrifttum zur Häufigkeit der potentiellen Schockbereitschaft und der manifesten Schockzustände veröffentlichten Statistiken. Diese mögen, trotz aller Einschränkungen, als Hinweise auf die Größenordnung eine gewisse praktische Bedeutung haben.

Tab. 1. Häufigkeit der potentiellen Schockbereitschaft

Autor	Jahr	Definition der potentiellen Schockbereitschaft	Kollektiv	Häufigkeit
Ahltorp (4)	1936	Intoleranzerscheinungen in Rückenlage	653 Gravide im 3. Trimester	30%

Tab. 1. (Fortsetzung)

Autor	Jahr	Definition der potentiellen Schockbereitschaft	Kollektiv	Häufigkeit
Hansen (80)	1942	RR-Abfall von p (syst.) unter 105 mm Hg	57 Gravide im 3. Trimester	12%
Fournier (69)	1963	RR-Abfall von p (syst.) unter 100 mm Hg	500 Gravide aller Trimester	4,6%
Howard u. Mitarb. (97)	1953	RR-Abfall von p (syst.) unter 80 mm Hg oder RR-Abfall von p (syst.) um mehr als 30 mm Hg	160 Gravide im 3. Trimester	11,2%
McRoberts (123)	1951	RR-Abfall von p (syst.) um mehr als 30 mm Hg	50 Gravide im 3. Trimester	72%
Villard (185)	1962	RR-Abfall von p (syst.) um 10–20 mm Hg	100 Gravide im 3. Trimester	56%
Quilligan u. *Tyler* (144)	1959	RR-Abfall von p (syst.) um 10–30 mm Hg	196 Gravide im 3. Trimester	67%
		RR-Abfall von p (syst.) um mehr als 30 mm Hg	196 Gravide im 3. Trimester	3%
Schlag (158)	1966	RR-Abfall von p (syst.) um mehr als 25 mm Hg	50 Gravide im 3. Trimester	14%
Holmes (88)	1960	RR-Abfall von p (syst.) um 10–19,9%	500 Gravide, 36. Woche und später	38,8%
		RR-Abfall von p (syst.) um 20–29,9%	500 Gravide, 36. Woche und später	23,4%
		RR-Abfall von p (syst.) um 30–39,9%	500 Gravide, 36. Woche und später	4,6%
		RR-Abfall von p (syst.) um mehr als 40%	500 Gravide, 36. Woche und später	3,6%

Tab. 1. (Fortsetzung)

Autor	Jahr	Definition der potentiellen Schockbereitschaft	Kollektiv	Häufigkeit
Wright (197)	1962	RR-Abfall von p (syst.) um 10–19,9%	100 Gravide, 36. Woche und später	31%
		RR-Abfall von p (syst.) um 20–29,9%	100 Gravide, 36. Woche und später	10%
		RR-Abfall von p (syst.) um mehr als 30%	100 Gravide, 36. Woche und später	6%

Tab. 2. Häufigkeit der manifesten Schockzustände

Autor	Jahr	Kollektiv	Häufigkeit
de Rezende (150)	1950	50 Gravide im 3. Trimester	10%
Villard (185)	1962	100 Gravide im 3. Trimester	6%
Blanda (29)	1963	100 Gravide im 2. und 3. Trimester	4%

II. Pathogenese des Rückenlage-Schocksyndroms

1. Neurogene Theorie

Das dem RLS zugrunde liegende pathophysiologische Geschehen muß als komplexer Vorgang gewertet werden, den wir auch heute in allen seinen Einzelheiten noch nicht genau übersehen können. Es kann aber als sicher gelten, daß bei der Entstehung des Rückenlage-Schocksyndroms einer mechanischen Ursache eine grundsätzliche Bedeutung zukommt (*Howard* (97)). *De Rezende* (149, 150) sprach auf Grund seiner pharmakologischen Untersuchungen die Vermutung aus, das RLS komme durch eine direkte Druckwirkung des graviden Uterus auf autonome Nervengebilde, etwa den *Plexus solaris*, also gewissermaßen durch einen vom Uterus direkt ausgelösten Goltzschen Effekt zustande. *De Rezende* verabreichte Patientinnen mit bekanntem Rückenlage-Schocksyndrom 1,5 mg Atropin intramuskulär. Bei diesen Frauen konnte nach der Injektion ein RLS in Rückenlage nicht mehr ausgelöst werden. Bei Medikation von 3 X tägl. 15 Tropfen Belladonnaextrakt über 15 Tage konnte die Latenzzeit des Schocksyndroms von der Einnahme der Rückenlage bis zum Auftreten der Schocksymptome um etwa 10 Minuten verlängert werden. Gabe von 0,5 mg Prostigmin kürzte die Latenzzeit auf etwa 3 Minuten ab. Nach paravertebraler Infiltration des *Plexus solaris* mit 30 ccm, 1,0%iger Novocainlösung konnten Schocksymptome für den Zeitraum von 24 Stunden nicht mehr ausgelöst werden. Nach diesen Untersuchungen vermutete *de Rezende,* dem Schockgeschehen läge ein Solarisreflex zugrunde, der über Vagusreizung zur Bradykardie führe.

Gegen die neurogene Theorie der Pathogenese des RLS sind jedoch schwerwiegende Einwände erhoben worden, so daß das Schockgeschehen wohl kaum etwas mit der Kompressionswirkung des nach dorsal verlagerten graviden Uterus auf die Nervenplexus im Bereiche der großen abdominellen Gefäßstämme zu tun haben dürfte (*Ahltorp* (4), *Howard* u. Mitarb. (97), *Thron* (181)). Nach *Thron* ist der Solarisreflex ein Totstellreflex mit minimaler Latenzzeit bei plötzlichem Schlag auf die Eingeweide. Bis zur vollen Ausbildung der Schocksymptome vergehen beim RLS jedoch 3–7 Minuten (*Howard* u. Mitarb., *Vischi* (186)). Den Physiologen ist ein vom *Plexus solaris* ausgehender tonischer Reflex, der dieses große Zeitintervall erklären könnte, unbekannt. Die Latenzzeit von 3–7 Minuten kann nur als diejenige Zeitspanne gedeutet werden, die zwischen der Kompression der *V. cava caudalis* durch den graviden Uterus und der Dekompensation des Kreislaufs verstreicht (*Vischi* (186)). *Ahltorp* (4) konnte in Rückenlage Schocksymptome zum Verschwinden bringen, indem er den graviden Uterus nach links verschob. Dieser Befund ist, wie schon *Ahltorp* hervorhob, nicht mit der Annahme eines

Solarisreflexes zu vereinbaren, da die Nervenplexus symmetrisch beiderseits der Wirbelsäule liegen. *Howard* und Mitarbeiter (97) haben den *Plexus solaris* bei anästhesierten tragenden und nichttragenden Hündinnen faradisch gereizt und einen deutlichen Anstieg des systolischen Blutdruckes beobachtet. Auch dieser Befund steht in Widerspruch zu *de Rezendes* (150) Ansicht, daß dem RLS ein Solarisreflex zugrundläge.

Es ist daher verständlich, daß nach einem pathogenetischen Prinzip gesucht wurde, welches diesen verschiedenartigen Beobachtungen gerecht werden kann. In das Zentrum der pathogenetischen Erwägungen rückte die Kompressionswirkung des graviden Uterus auf die *V. cava caudalis.* Die Ergebnisse von *de Rezendes* Atropin-, Belladonna- und Prostigmin-Reihenuntersuchungen sind mit dieser vaskulären Theorie gut in Einklang zu bringen, wenn man für die Dekompensation des RLS eine vasovagale Synkope verantwortlich macht. Nur die beiden Befunde *de Rezendes*, wonach sowohl die paravertebrale Blockierung des *Plexus solaris* (2 Fälle) als auch eine reichliche Mahlzeit (5 Fälle) das Schocksyndrom verhindern sollen, lassen sich einstweilen schwer einordnen (*Winzeler* (193)). Rein spekulativ nimmt *Winzeler* an, die reichliche Mahlzeit wirke sich vielleicht nicht über das vegetative Nervensystem aus, sondern die gedehnte Magenblase verbessere, etwa durch Anheben des Uterus, die Abflußbedingungen in der *V. cava caudalis.* Auch die Verlagerung der zirkulierenden Blutmenge aus dem Einzugsgebiet der *V. cava caudalis* in das Splanchnikusgebiet könne eine Rolle spielen.

2. Vaskuläre Theorie

a) Verhalten des kubitalen und femoralen Venendruckes in Schwangerschaft und Wochenbett

Als Grundlage für die pathogenetische Deutung des RLS sind die venösen Druckmessungen anzusehen, die vor Erkennung des Syndroms in der oberen und unteren Extremität durchgeführt wurden. *Fuchs* (70) hatte als erster entdeckt, daß bei Schwangeren im Liegen der Druck in den Beinvenen wesentlich höher ist als in den Venen des Oberarmes. Er erklärte diesen Befund durch ein mechanisches Abflußhindernis im kleinen Becken. Als nächster steilte *Runge* (156) im Verlauf seiner Venendruckmessungen bei 34 Graviden und sieben Wöchnerinnen fest, daß im Liegen der Druck in der *V. saphena* während der Schwangerschaft ansteigt, wohingegen es im Wochenbett zu einem starken Abfall bis teilweise unter das Niveau des Druckes in der *V. mediana cubiti* kommt. Da Runge (156) die Druckerhöhung schon in frühen Schwangerschaftsmonaten beobachtete, glaubte er nicht an eine direkte Kompressionswirkung des Uterus. Er sah die Ursache für die venöse Druckerhöhung vielmehr in einer Überbeanspruchung der venösen Rückflußstraßen an derjenigen Stelle, wo sich die gewaltige Blutmenge aus den Uterusvenen mit dem übrigen Blut der unteren Körperhälfte vereinigt.

Rona (154) führte umfangreiche Venendruckmessungen bei 54 Spätschwangeren durch. Er fand in Rückenlage einen deutlich erhöhten Druck in den unteren Extremitäten (durchschnittlich 18,1 cm H_2O in der *V. saphena* gegenüber durchschnittlich 10,4 cm H_2O in der *V. mediana cubiti*). Ihm gelang erstmals der Nachweis eines Lageeinflusses auf den Venendruck. In Seitenlage kam es zu einer Druckerniedrigung vor allem in dem jeweils oberen Bein. Diesen Unterschied zwischen Seiten- und Rückenlage führte *Rona* auf den unmittelbaren Druck des graviden Uterus zurück. Er nahm an, daß es in der Spätschwangerschaft regelmäßig zu einer Kompression der venösen Rückflußstraßen kommt, ohne aber mit seiner Methode den genauen Kompressionssitz ermitteln zu können.

Auch *Burwell* und Mitarbeiter (40) haben Untersuchungen über den Venendruck vorgenommen. Sie wiesen eine Zunahme des Venendruckes in den unteren Extremitäten von Beginn des zweiten Schwangerschaftstrimesters an nach. Der femorale Venendruck wurde gegenüber dem kubitalen Venendruck bei großen gynäkologischen Tumoren, wie ovariellen Zysten und Fibromyomen, erhöht gefunden; nach operativer Entfernung der Tumoren sank der femorale Venendruck stark ab. *Burwell* und Mitarbeiter (40) verfolgten diese Ergebnisse im Tierversuch weiter. Sie konnten nachweisen, daß der femorale Venendruck bei tragenden Hündinnen in Rückenlage nach Hochheben des graviden Uterus sofort absinkt und umgekehrt beim Loslassen wieder ansteigt. Die genannten Autoren führten die beobachteten Phänomene auf die Kompression der *V. cava caudalis* zurück, diskutierten aber zusätzlich – ebenso wie *Runge* (156) – den erhöhten venösen Zufluß aus dem Uterus als mögliche Ursache der Drucksteigerung.

McLennan (122) stellte die bisher umfangreichsten Untersuchungsreihen auf. Er hat den Druck in Kubital- und Femoralvene bei insgesamt 160 Schwangeren im Liegen gemessen. Vom 2. Trimester an fand er eine kontinuierliche Zunahme des Femoralisvenendruckes (vgl. Abb. 2), welche zwischen der

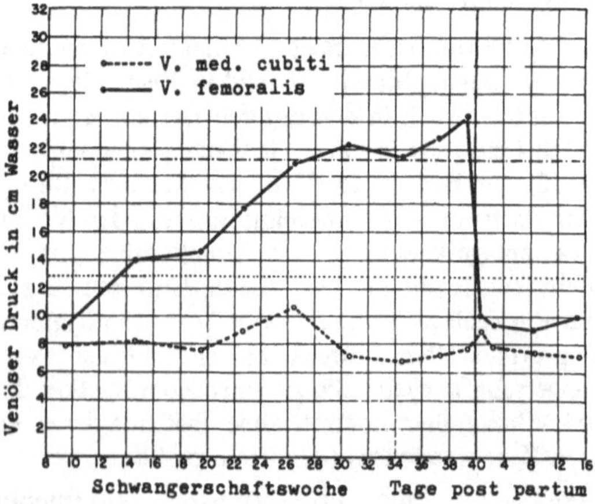

Abb. 2. Verhalten des kubitalen und femoralen Venendruckes während der Schwangerschaft und der ersten Tage des Wochenbettes. (Aus *McLennan:* Amer. J. Obstet. Gynec. 45 (1943), 568–591, Abb. 3. Beschriftung übersetzt.)

20. und 30. Woche am größten war. Der höchste Wert wurde mit 24,0 cm H_2O am Termin erreicht. In einer 2. Untersuchungsreihe seiner großen Studie beobachtete *McLennan*

das Verhalten des femoralen Venendruckes bei 5 Schnittentbindungen. Dabei stellte er die außerordentliche Druckempfindlichkeit der *V. cava caudalis* fest. Palpation des Uterus, Ablegen von Instrumenten und Abstützen der Hände im Operationsfeld führten sogleich zur Erhöhung des venösen Druckes. Bei der Geburt des Kindes und bei der Entwicklung der Plazenta wurde jeweils ein venöser Druckabfall gemessen. In einer 3. Untersuchungsreihe ermittelte *McLennan* (122) die prä- und postoperativen Femoralisdruckwerte bei 12 Patientinnen mit gynäkologischen Tumoren. Nach der Operation sank der Femoralisvenendruck erheblich. Damit hatte *McLennan* die Druckdifferenz des Kubital- und Femoralvenendruckes auf die unmittelbare mechanische Wirkung des graviden Uterus zurückgeführt. Auch *Kellar* (100) beobachtete bei Schnittentbindungen nach Entwicklung des Kindes ein Absinken des Femoralisvenendruckes auf normale Werte.

Die zitierten Autoren fanden noch keine Beziehungen zwischen dem erhöhten Druck in den Beinvenen und einem möglichen pathologischen Geschehen wie dem RLS, wenn sie auch wichtige Vorarbeit leisteten.

b) Kompressionswirkung des graviden Uterus auf die V. cava caudalis

Die Klärung der Pathogenese des RLS trat durch die experimentellen und klinischen Untersuchungen von *Howard* und Mitarbeitern (97) in ein entscheidendes Stadium. Schon 1950 hatten *Brigden* und Mitarbeiter (34) auf den Zusammenhang zwischen dem in der Spätschwangerschaft erhöhten Druck in den Beinvenen und dem RLS hingewiesen. Sie beobachteten bei einer schwangeren Patientin am Termin nach Rückenlagerung eine Zunahme des Beinvenendruckes um 7,5 cm H_2O und bei leichter Wendung zur linken Seite einen sofortigen Druckabfall. *Howard* und Mitarbeiter bestätigten nach eigenen umfangreichen Venendruckmessungen die Befunde von *McLennan* (122) sowie von *Brigden* und Mitarbeitern und zeigten, daß der Femoralisvenendruck nur in der Spätschwangerschaft und dann nur in Rückenlage erhöht ist. Bei 4 Schnittentbindungen hoben sie nach Ausführung des Bauchschnittes den graviden Uterus von der *V. cava caudalis* ab. Der Femoralisvenendruck sank dabei von durchschnittlich 23,9 cm H_2O auf durchschnittlich 10,8 cm H_2O. Dieselben Druckänderungen fanden sie während der Geburt. Der Femoralisvenendruck sank hierbei von durchschnittlich 24,1 cm H_2O antepartal (20 untersuchte Fälle) auf durchschnittlich 10,6 cm H_2O postpartal (16 untersuchte Fälle). Der Wert nach der Geburt kam dem durchschnittlichen Wert von Nichtschwangeren von 12,8 cm H_2O (5 Fälle) sehr nahe. Damit hatten *Howard* und Mitarbeiter – wie schon vor ihnen *Rona* (154), *Burwell* und Mitarbeiter (40), *McLennan* sowie *Brigden* und Mitarbeiter – die in der Spätschwangerschaft und unter der Geburt veränderten Druckverhältnisse in den Beinvenen auf die mechanische Wirkung des graviden Uterus zurückgeführt.

Daß die Kompression der *V. cava caudalis* auch zu schweren Kreislaufkomplikationen führen kann, ist experimentell an schwangeren Versuchstieren ebenfalls von *Howard* und Mitarbeitern (97) bewiesen worden. Bei tragenden Hündinnen konnten sie nach Ligatur der *V. cava caudalis* unterhalb der *Vv. renales* schwere Schockzustände hervorrufen, die auf Grund des mechanischen Abflußhindernisses mit einer Zunahme des femoralen Venendruckes einhergingen. Im Schrifttum liegen von älteren Autoren ähnliche Untersuchungen vor, die allerdings an nichtschwangeren Versuchstieren und ohne Kenntnis des RLS durchgeführt worden waren. 1896 stellte z. B. *Hamburger* (79) in Kaninchen- und Hundeversuchen fest, daß der systolische Blutdruck auf 40–45 mm Hg sank, wenn er in die Bauchhöhle der Versuchstiere warme 0,9%ige NaCl-Lösung unter einem Füllungsdruck von 12–20 cm H_2O einfüllte. Die Dehnungsfähigkeit der Bauchdecken hatte *Hamburger* durch eine Gipsmanschette eingeschränkt.

Auch an schwangeren Frauen konnte experimentell überzeugend belegt werden, daß die Kompression der *V. cava caudalis* schwere Schockzustände auslösen kann. *Mengert* und Mitarbeiter (125) lösten bei 2 Schnittentbindungen durch manuelle Kompression der *V. cava caudalis* nach Eventration des Uterus kritische Kreislaufsituationen aus.

Schon 1948 hat *Walde* (188) während einer allerdings gynäkologisch indizierten Laparotomie die *V. cava caudalis* digital auf der Höhe des Promunturiums für 1–3 Minuten komprimiert. Der systolische Blutdruck sank um 10–30 mm Hg, der diastolische um 3–15 mm Hg.

Vor allem durch die Arbeitsgruppe um *Kerr* (105, 162, 157, 163) konnte in den letzten Jahren eine weitgehende Klärung der Pathogenese des RLS herbeigeführt werden. Die genannte Gruppe unternahm umfangreiche manometrische Messungen, um festzustellen, wie hoch in der Spätschwangerschaft der Druck in den einzelnen Abschnitten der *V. cava caudalis* ist. Während *Howard* und Mitarbeiter (97) noch mit einfachen H_2O-Manometern gearbeitet hatten, die keine schnellen Druckänderungen anzeigen konnten, verwandten *Scott* und *Kerr* (164, 162) moderne elektronische Methoden der kontinuierlichen Aufzeichnung, um die Genese des RLS zu klären. Die Patientinnen, bei denen sie diese Druckmessungen vornahmen, hatten einen unauffälligen Schwangerschaftsverlauf gehabt; insbesondere war bei ihnen kein RLS bekannt. In den letzten Wochen der Gravidität stieg der Druck in der *V. cava caudalis* in Rückenlage um 20–30 mm Hg an. Die Einnahme der Seitenlage bewirkte einen Abfall um 10–15 mm Hg sowie eine bessere Fortpflanzung des intrathorakalen Druckes (vgl. Abb. 3 auf S. 34).

Werte von Nichtschwangeren (4–7 mm Hg) konnten durch Seitenlagerung jedoch nicht erreicht werden: Einnahme der Seitenlage hebt die *Kava*-Stenose nur teilweise auf. Durch manuelle Kompression der unteren Hohlvene bei einer nichtschwangeren Laparotomiepatientin konnten ähnlich hohe Druckwerte wie bei Schwangeren in den letzten Wochen der Gravidität erzielt werden. Um den genauen Sitz der Kompressionsstelle zu ermitteln, zogen *Scott* und *Kerr* (164) einen Venenkatheter langsam aus dem thorakalen Teil der *V. cava caudalis* in Richtung zur *V. femoralis* zurück. Etwa 15–20 cm unterhalb des Diaphragmas waren die Druckwerte am höch-

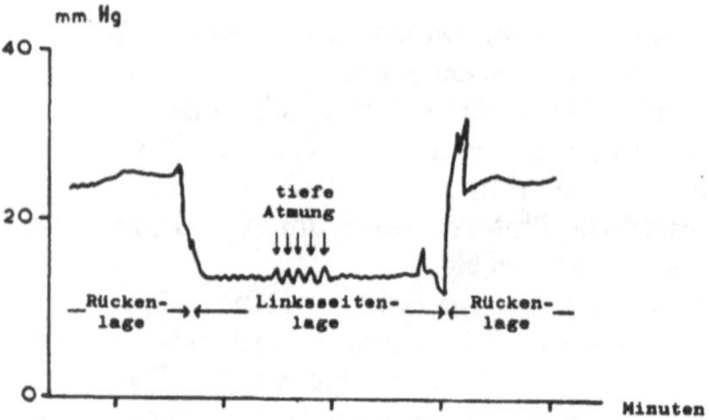

Abb. 3

Verhalten des *Vena-cava-caudalis*-Druckes beim Drehen einer schwangeren Patientin aus der Rücken- in die Linksseitenlage. (Aus *Scott* u. *Kerr:* J. Obstet. Gynaec. Brit. Cwlth. 70 (1963), 1044–1049, Abb. 3. Beschriftung übersetzt.)

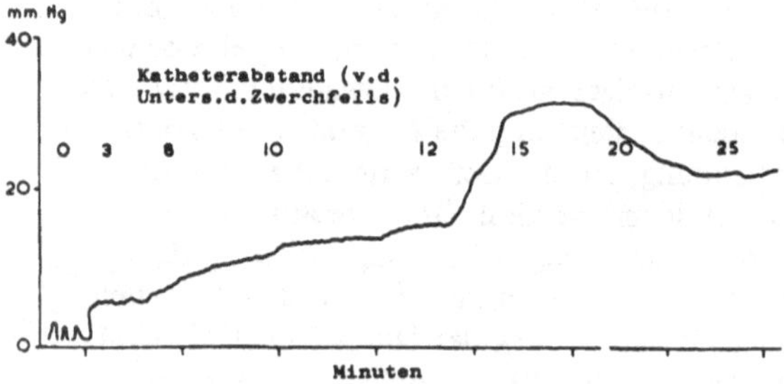

Abb. 4

Kontinuierliche Druckregistrierung entlang der *Vena cava caudalis* beim Zurückziehen eines Katheters aus dem rechten Atrium zur *V. femoralis.* (Aus *Scott* u. *Kerr:* J. Obstet. Gynaec. Brit. Cwlth. 70 (1963), 1044–1049, Abb. 5. Beschriftung übersetzt.)

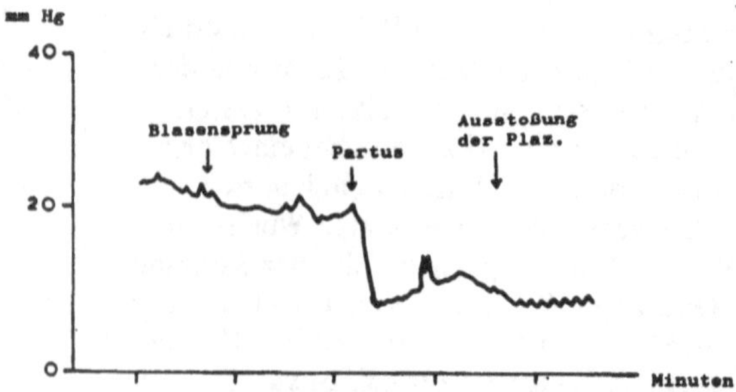

Abb. 5

Stufenweiser Druckabfall in der *V. cava caudalis* bei Entwicklung des Feten durch Schnittentbindung. Weitere Beschreibung im Text. (Aus *Scott* u. *Kerr:* J. Obstet. Gynaec. Brit. Cwlth. 70 (1963), 1044 bis 1049, Abb. 9. Beschriftung übersetzt.)

sten. Damit hatten die genannten Autoren eine totale Kompression über eine Strecke von 5 cm nachgewiesen (vgl. Abb. 4 auf S. 34). Die Abbildung 5 auf Seite 34 zeigt den Anteil der einzelnen anatomischen Strukturen am Kompressionsgewicht. Nach dem Abgang größerer Fruchtwassermengen sinkt der Venendruck etwas ab; die Geburt des Kindes geht mit einem erneuten großen Drucksprung einher. Aber erst nach der Geburt der Plazenta erreicht der Druck in der *V. cava caudalis* Werte von Nichtschwangeren; der thorakale Druck pflanzt sich jetzt wieder entlang der unteren Hohlvene fort. Fruchtwasser, Fet und Plazenta machen den Hauptanteil des Kompressionsgewichtes aus.

Mit ihren kontinuierlichen Venendruckmessungen gelang *Scott* und *Kerr* der Beweis, daß die *V. cava caudalis* in jeder Spätschwangerschaft stenosiert ist, auch wenn subjektiv keine Zeichen für ein RLS vorliegen. Damit erklärten sie einleuchtend den hohen Prozentsatz potentiell Schockanfälliger im letzten Trimester. Sie konnten jedoch nicht eruieren, weshalb nur ein geringer Prozentsatz ein ernsthaftes Schocksyndrom aufweist.

Kerr, Scott und *Samuel* (105, 157) untersuchten die *V. cava caudalis* bei 12 Kaiserschnittpatientinnen mit einem Fundusstand dicht unterhalb des Diaphragmas angiographisch, um die venösen Umgehungsbahnen bei *Kava*-Kompression zu ermitteln. Eine erste Bildserie erhielten sie nach Einführung von Kathetern in beide *Vv. femorales* bis zur Vereinigung der *Vv. iliacae communes* und anschließender Kontrastmittelinjektion. Nach Geburt des Kindes wurde der gravide Uterus durch Schlingen um die *Ligamenta rotunda* von der unteren Hohlvene abgehoben und eine 2. Bildserie angefertigt. In Rückenlage war die *V. cava caudalis* durch den gesamten *Fundus uteri* partiell oder komplett verschlossen; der Abfluß erfolgte über Kollateralkreisläufe, nämlich über die *Vv. lumbales ascendentes* und über die Paravertebralvenen, in die *V. thoracica longitudinalis dextra* und die *V. thoracica longitudinalis sinistra.* Auch in Seitenlage war die Passage in der unteren Hohlvene eingeschränkt, wenn auch nur geringfügig. Nach der Geburt des Kindes konnte das Kontrastmittel die *V. cava caudalis* gut passieren. Neben der unteren Hohlvene wurden zusätzlich diejenigen Venen komprimiert, die über die Wirbelsäule verlaufen, besonders die linke *V. iliaca communis* und die linke *V. renalis.* – *Scott* und *Kerr* (164) stellten durch manometrische Messungen fest, daß sich diese Kollateralkreisläufe im Verlauf der Gravidität entwickeln. Komprimierten sie bei einer Nichtschwangeren die untere Hohlvene manuell, so fiel der arterielle Blutdruck stark ab; Kollateralkreisläufe bestanden kaum. Wurde dagegen die *V. cava caudalis* nach einem Kaiserschnitt manuell komprimiert, so fiel der Blutdruck nur geringfügig ab; in der Spätschwangerschaft waren die venösen Kollateralwege gut ausgebildet. *Kerr* und Mitarbeiter (105) stellten rein spekulativ die Hypothese auf, die Bereitschaft zum RLS hinge vom Zustand der Kollateralen in der Spätschwangerschaft ab.

In einer anderen Studie untersuchte *Scott* (161) verschiedene mechanische Faktoren, die die Druckverhältnisse in der unteren Hohlvene beeinflussen und hob deren Bedeutung für den Anästhesisten hervor. Dazu führte er Katheteruntersuchungen bei nichtschwangeren Laparotomiepatientinnen aus. Seine durch manometrische Messungen gewonnenen Befunde machen verständlich, weshalb mechanische Momente ein Rückenlage-Schocksyndrom auslösen können. Bei einer anästhesierten Patientin konnte er während eines Blasenkatheterismus durch suprapubische abdominelle Druckanwendung einen Druckanstieg von 10 mm Hg in der *V. cava caudalis* registrieren. Auch *Winzeler* (193) sowie *Dumont* und Mitarbeiter (60) berichteten in diesem Zusammenhang über die Auslösung eines RLS durch Blasenkatheterismus. Wie *Scott* (161) herausfand, erzeugt leichte Druckausübung auf das Epigastrium ebenfalls einen Druckanstieg in der unteren Hohlvene, der etwa dem bei komplettem Verschluß des Gefäßes entspricht. Die *V. cava caudalis* mit ihrer leicht kollabierenden Wand ist gegenüber Druckeinwirkung sehr empfindlich (*McLennan* (122)). Es ist daher verständlich, daß *Gödel* (73) ein RLS bei forciertem Aufdrücken des geburtshilflichen Stethoskops auf das Epigastrium erzeugen konnte.

Die Bedeutung der *Kava*-Kompression für die zentrale Hämodynamik konnten manometrische Messungen und *Kava*-Angiogramme noch nicht klären. Erst die 1961 von *Vorys* und Mitarbeitern (187) durchgeführten Herzminutenvolumen-Messungen mit Hilfe der Indikatorverdünnungsmethode ergaben neue Erkenntnisse. In verschiedenen Lagerungen untersuchten sie das Herzminutenvolumen (HMV) von 6 schwangeren Patientinnen, bei denen ein RLS nicht bekannt war. In Seitenlage fanden sie einen Anstieg und in Rückenlage eine deutliche Senkung des Minutenvolumens. Der Abfall betrug in Walcherscher Hängelage 8,18%, in Steinschnittlage 16,92% und in Trendelenburgscher Rückenlage 18,26%. Jetzt mußte als sicher angenommen werden, daß es in der Spätschwangerschaft in Rückenlage fast regelmäßig zu einer *Kava*-Kompression kommt, die durch das verringerte venöse Angebot an den rechten Vorhof eine verminderte Herzfüllung zur Folge hat. *Lees* und Mitarbeiter (109) führten ebenfalls HMV-Messungen bei 8 schwangeren Patientinnen im letzten Trimester durch. Bei jeder Frau wurde das HMV zuerst in Rückenlage 5mal innerhalb von 20 Minuten gemessen. Dann wurden in rechter Seitenlage im Verlaufe von 20 Minuten weitere 5 Bestimmungen vorgenommen. Der gesamte Zyklus wurde einmal wiederholt. Von 6 Patientinnen zwischen der 36. und 40. Schwangerschaftswoche ohne klinische Zeichen eines RLS zeigten 3 im Liegen infolge *Kava*-Kompression einen Abfall des HMV um 20%, ohne Veränderung des mittleren arteriellen Blutdruckes und der mütterlichen Herzfrequenz; nur der totale periphere Strömungswiderstand stieg kompensatorisch stark an. Die 3 anderen Patientinnen hatten einen sehr geringfügigen HMV-Abfall; bei ihnen stand der kindliche Kopf schon fast im Beckeneingang. Das *Kava*-Kompressionsniveau reichte nicht hoch genug hinauf, um einen stärkeren Abfall des HMV herbeizuführen. Beim Übergang von der Seiten- in die Rückenlage fiel das Minutenvolumen bei 2 weiteren Patientinnen abrupt und stark bis zu 50% ab. Für die Dauer von 4–5 Minuten konnte der Blutdruck durch Tachykardie und arterioläre Vasokonstriktion gehalten werden. Dann dekompensierte das kardiovaskuläre System. Wendung zur Seite verbesserte sogleich das venöse Angebot und ließ das HMV ansteigen. Bradykardie und Vasodilatation bildeten sich jedoch viel langsamer zurück, eben wie es bei einer vasovagalen Attacke zu erwarten ist, die sich auf einen isovolämischen Volumenmangelkollaps aufpflanzt. Aus ihren Befunden folgerten *Lees* und Mitarbeiter (109), daß die Auslösung eines RLS im wesentlichen auf der individuellen Bereitschaft einer Schwangeren, den physiologischen HMV-Abfall in Rückenlage mit einer vasovagalen Attacke zu beantworten, beruhe, also auf der individuellen Besonderheit vegetativ-regulatorischer Mechanismen. Daher trete das Syndrom, obwohl die entscheidenden mechanischen Voraussetzungen in jeder Schwangerschaft gegeben seien, nicht in größerer Häufigkeit auf.

Im Widerspruch zu den Untersuchungen von *Vorys* und Mitarbeitern (187) sowie *Lees* und Mitarbeitern (108), die mit der verläßlichen Indikatorverdünnungsmethode arbeiteten, stehen Befunde von *Quilligan* und *Tyler* (144), die das HMV bei 13 schwangeren Patientinnen im letzten Trimester in Rücken- und Seitenlage errechneten, ohne einen signifikanten Unterschied festzustellen. Sie verwandten bei ihren Untersuchungen die umstrittene Methode der quantitativen Sphygmometrie, die zu viele Parameter unberücksichtigt läßt und daher nur eine eng begrenzte Aussagekraft besitzt (*Lees* und Mitarb.).

c) Anatomie und Physiologie der kollateralen Umgehungsbahnen

C. G. Collins und Mitarbeiter (48) sowie *J. H. Collins* und Mitarbeiter (49) haben am Department of Obstetrics and Gynecology der Tulane University seit 1941 die *V. cava caudalis* bei eitriger Beckenthrombophlebitis regelmäßig unterbunden, wenn diese nicht auf konservative Therapie ansprach. Die Bildung von Kollateralen war nach diesen gynäkologisch indizierten Ligaturen so erfolgreich, daß die Drainage der unteren Körperhälfte gut funktionierte und es nicht zur Ausbildung von Ödemen, Bein-, Vulva- und Vaginalvarizen sowie Hämorrhoiden kam. 23 Patientinnen wurden in der Folgezeit sogar schwanger und trugen insgesamt 28 Feten aus. Störungen der ovariellen und endometrialen Funktion hatten *J. H. Collins* und Mitarbeiter (49) nicht beobachtet. *Burke* und *Rosenfield* (39) sowie *Heath* und *Carpenter* (83) bestätigen die gute Kollateralenbildung nach gynäkologisch indizierten Ligaturen der *V. cava caudalis* und erwähnten ebenfalls erfolgreich ausgetragene Schwangerschaften. Über den operativen Verschluß der *V. cava caudalis* bei geburtshilflichen Patientinnen liegen Erfolgsberichte von *Young* und *Derbyshire* (198), *Rubin* (155) sowie *Reed* (147) vor, die die Abklemmung bzw. Unterbindung in der Frühschwangerschaft ohne Komplikationen für Mutter und Kind vornahmen.

Mit diesen klinischen Befunden ist die Arbeitshypothese *Kerrs* (105), das Auftreten eines RLS in Rückenlage beruhe im wesentlichen auf der Qualität der venösen kollateralen Abflußbahnen, nur schwer vereinbar. *Kerr* postulierte jedoch später, eine Frau sei dann Trägerin eines RLS, wenn sie auf einen HMV-Abfall, wie er in der Spätschwangerschaft in Rückenlage physiologischerweise vorkomme, mit einer vasovagalen Attacke reagiere. Die Berichte über eine gute Kollateralenbildung nach *Kava*-Ligatur untermauern die Ergebnisse phlebographischer und manometrischer Untersuchungen, nach denen der venöse Rückfluß über Kollateralbahnen voll gewährleistet zu sein scheint, wenn in der Spätschwangerschaft in Rückenlage regelmäßig eine Kompression der *Vena cava caudalis* stattfindet (*Samuel* (157) sowie *Scott* und *Kerr* (164)).

Über die Anatomie der Umgehungsbahnen bei Verschluß der *V. cava caudalis* liegt eine umfangreiche Literatur vor. Bei einem Verschluß unterhalb der *Vv. renales* stehen die *Vv. lumbales ascendentes* sowie das Vertebral- und Azygos-Venensystem sofort als kollaterale Abflußbahnen zur Verfügung (*Northway* und *Buxton* (133), *Robinson* (153), *Surington* und *Jonas* (179), *Dale* (54), *Filler* und *Edwards* (67), *Dale* u. Mitarb. (55)). Die Kollateralen erster Ordnung können röntgenologisch dargestellt werden, wenn bei der Injektion des Kontrastmittels in die *V. cava caudalis* eine Valsalvasche Preßdruckprobe

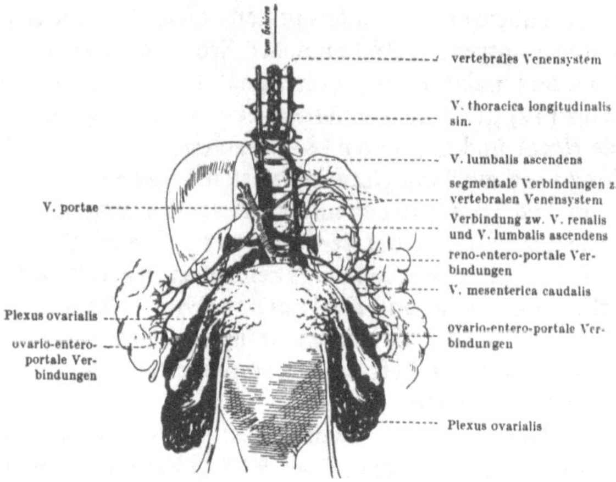

Abb. 6. Uteroplazentare Abflußbahnen bei einer Erstschwangeren. Weitere Beschreibung im Text. (Aus *Bieniarz:* Zbl. Gynäk. 79 (1957), 1368–1377, Abb. 2.)

durchgeführt wird (*Berlin* u. Mitarb. (16)). Ein weiterer wichtiger Kollateralkreislauf verläuft über das Pfortadersystem (vgl. Abb. 6). Diese Kollateralen zweiter Ordnung werden jedoch erst allmählich gebahnt (*Elke* und *Ludin* (64)).

Die Lumbalvenen haben die Funktion eines Verbindungsgliedes zwischen der *V. cava caudalis* und dem Vertebral- sowie Azygos-Venensystem. Dies konnten *Pualwan* und Mitarbeiter (140) beweisen, indem sie die untere Hohlvene bei 22 Hunden distal aller Lumbalvenen an der Bifurkationsstelle unterbanden. Sie beobachteten dabei eine Mortalität von 36%, während eine höhersitzende Ligatur, dicht unterhalb der *Vv. renales* und oberhalb der Lumbalvenen, in allen Fällen überlebt wurde (11 Versuchstiere). Bei einer Unterbindung der *V. cava caudalis* an der Bifurkationsstelle verläuft der Kollateralkreislauf über oberflächliche Venen des Beckens und Abdomens; Ödeme, Bein-, Vulva- und Vaginalvarizen sowie Hämorrhoiden wurden beobachtet (*Brackertz* (32)). Die Ligatur der *V. cava caudalis* oberhalb der *Vv. renales* wird im allgemeinen nicht überlebt, weil die venöse Kongestion der Nieren zu Nierenversagen und Urämie führt (*Bejan* und *Cohn* (14)).

In der 3.–8. Embryonalwoche bildet sich das weitgehend symmetrische primäre Venensystem durch ungleiche Differenzierung und Rückbildung zum asymmetrischen sekundären Venensystem um (*Elke* und *Ludin* (64)). Isolierte Entwicklungsstörungen der *V. cava caudalis* behindern den venösen Abfluß der unteren Körperhälfte nicht, da frühembryonale Venensysteme persistieren und die Funktion von Anastomosen übernehmen. Beim erworbenen Verschluß der unteren Hohlvene kommt ebenfalls ein ausreichender Kollateralkreislauf zustande, weil nahezu alle Teile des ursprünglichen Venensystems erhalten bleiben. Da auf der rechten Seite alle embryonalen Venen in die *V. cava caudalis* eingegangen sind, bilden sich die Anastomosen auf der Grundlage noch bestehender embryologischer Plexus besonders links aus (*Keen* (99), *Edwards* (63)).

Moretz und Mitarbeiter (128) haben die untere Hohlvene bei gesunden Hunden in Höhe des 3. Lumbalwirbels temporär unterbunden und die Vorgänge bei der Ausbildung des Kollateralkreislaufs in manometrischen und phlebographischen Untersuchungen verfolgt. Bei 21 Versuchstieren ermittelten sie den Druck in der *V. femoralis* bis zu 6 Monaten nach dem Eingriff. Der präoperative Wert lag bei 8 cm H_2O. In der ersten Minute nach der Ligatur stieg der Druck auf durchschnittlich 70 cm H_2O an, um innerhalb der nächsten 10 Minuten schnell und während der folgenden 3 Stunden langsam abzufallen. Nach einer Stunde betrug der Femoralisvenendruck 30 cm H_2O. 6 Monate nach dem Eingriff lag er mit 15 cm H_2O immer noch über dem präoperativen Wert. Venogramme zeigten 17 Minuten nach der Ligatur ein Netzwerk feinster Venen distal des *Kava*-Verschlusses. 2 Wochen später waren von den plexiformen Venen nur noch wenige, direkt verlaufende, jetzt großkalibrige Venen, vorhanden, so daß die Autoren eine Frühform der Kollateralwege von einer Spätform unterscheiden konnten. Nach Rekanalisation der Ligaturstelle und erneuter Unterbindung der *V. cava caudalis* bei einem Versuchstier ließen manometrische Messungen den starken initialen Druckanstieg vermissen, während Venogramme nur die Spätform der in diesem Falle schon gebahnten kollateralen Abflußwege sichtbar machten. *Pualwan* und Mitarbeiter (140) bestätigten nach eigenen Ligaturversuchen an 45 Hunden die Ergebnisse von *Moretz* und Mitarbeitern (128). Kehrte der venöse Druck 2 Stunden nach der Ligatur unter das 60-cm-H_2O-Niveau zurück, betrug die Mortalität 16%; fand kein Druckabfall statt, so lag sie bei 50%. Nach dem Studium von 150 Venogrammen unterteilten *Pualwan* und Mitarbeiter (140) den Kollateralkreislauf in die sofort funktionierenden Vertebralvenen und in die übrigen, durch Kaliberzunahme erst allmählich funktionsfähigen Umgehungsbahnen. Wie *Elke* und *Ludin* (64) angiographisch zeigen konnten, sind die Iliakalvenen in den ersten Tagen nach einem kompletten akuten Verschluß der *V. cava caudalis* stark dilatiert. In ca. 1–3 Wochen wird von den Iliakalvenen aus die Drainage der unteren Körperhälfte organisiert, indem neue Abflußwege erschlossen und erweitert werden. Das Kaliber der Iliakalvenen ist nach 1–3 Wochen deutlich reduziert, eine ausgedehnte Kollateralzirkulation funktioniert unter Zuhilfenahme entfernter und kleinkalibriger Venen mit teilweiser Stromumkehr.

Die Kollateralenbildung folgt dem Prinzip des geringsten Widerstandes und des maximalen Druckgefälles. Dank der großen Dehnungsfähigkeit des venösen Systems werden suffiziente Kollateralen bald eröffnet. Die große Volumenzunahme der Venen nach geringer Druckzunahme wurde durch *Barbey* und *Brecht* (8) experimentell gesichert.

Nach Studien von *Batson* (10, 11, 12) sowie *Clemens* (43, 44) haben die Venensysteme der menschlichen Wirbelsäule auf Grund ihres anatomischen und histologischen Aufbaus über die örtliche Bedeutung als abführendes Venensystem der Wirbelknochen hinaus eine übergeordnete Funktion (vgl. auch *Tarkiainen* (180)). An Stelle von langen Röhrensystemen liegt ein embryonaler plexusartiger Aufbau vor (*Mellins* (124), *Abrams* (1)). In der von der Schädelbasis bis zum Becken durchgehenden klappenlosen Anastomosenkette kann das Blut nach allen Richtungen strömen, Druckanstieg und -abfall in den zufließenden Gefäßen bewirken eine ständige Strömungsumkehr (*Batson* (11)). Da es in diesem System schätzungsweise 10mal mehr Venen als Arterien gibt und außerdem das Kaliber der Venen doppelt so groß ist wie das der Arterien, ist die Kapazität des venösen Systems 20mal so groß wie die des arteriellen (*Clemens* (43)). Wie *Clemens* zeigte, haben die Vertebralvenen einen besonderen histologischen Wandaufbau. Die sehr dünne Wandung enthält nur spärlich glatte Muskulatur; zahlreiche kollagene Fasern wirken einer übermäßigen Erweiterung dieses Venenplexus entgegen. Blutstromumkehr und die Möglichkeit, etwa 200–400 ml Blut zusätzlich aufzunehmen, stellen Faktoren dar, die geeignet sind, venöse Volumen- und Druckschwankungen im unteren Körperbereich sehr rasch auszugleichen (*Batson* (12) sowie *Clemens* (44)).

d) Zentralisation und Dekompensation des Rückenlage-Schocksyndroms

Winzeler (193) wies auf die hämodynamische Parallele der Kompression der *V. cava caudalis* durch den graviden Uterus zur Valsalvaschen Preßdruckprobe hin. Nach *Stucki* (177) sind beim Valsalva-Versuch 4 Phasen zu unterscheiden. In der kurzen, 2 Sekunden dauernden Initialphase I steigt der arterielle Blutdruck zunächst infolge einer Blutverschiebung aus den Lungengefäßen zum linken Herzen an. In der Phase II sinkt etwa 5 Sekunden lang das venöse Angebot und damit das Schlagvolumen und der periphere arterielle Druck. Durch rasch einsetzende sympathische Gegenregulationen (Tachykardie und arterioläre Vasokonstriktion) wird der arterielle Blutdruck noch über dem Kollapsbereich stabilisiert. In der Phase III (Dauer 3–8 Sekunden) fällt der Blutdruck mit Beendigung der Preßdruckprobe vorübergehend ab. In der Phase IV erreicht er abnorm hohe Werte, wenn das durch ein größeres venöses Angebot erhöhte Schlagvolumen gegen die noch immer vasokonstriktorisch verengte Peripherie ausgeworfen wird. Dieser sogenannte Valsalva-Overshoot ist ein Maß für die sympathische Gefäßreaktivität. Bei einer gesunden Versuchsperson führt die Valsalvasche Preßdruckprobe nur dann zum Kreislaufkollaps, wenn die peripheren Gegenregulationen durch thorakale Sympathektomie oder Sympatholytika verhindert werden. Der Valsalva-Versuch kann als idealer Modellversuch für das RLS gelten. Auch beim Rückenlage-Schocksyndrom kommt es bei absinkendem venösen Angebot zur sympathischen Gegenregulation (Zentralisation des Kreislaufs); sobald der Gefäßsympathikus im Stadium der vasovagalen Attacke paralysiert ist, nimmt das Schockgeschehen seinen Lauf (Dekompensation).

Von großer Bedeutung sind daher Faktoren, die die Funktionsfähigkeit des Gefäßsympathikus beeinträchtigen, welche die Kreislaufkompensation bei Kompression der *V. cava caudalis* trotz Behinderung des venösen Rückflusses aufrechterhält. So verstehen wir, daß Infekte, welche die Stabilität des Gefäßsympathikus erschüttern, überraschend zu Schocksymptomen führen können. *Winzeler* (193) beobachtete in diesem Zusammenhang ein RLS nach toxischer Schädigung des autonomen Nervensystems durch eine hochfebrile Kieferhöhlenaffektion.

Die Dekompensation des zentralisierten RLS hängt nicht nur von der vegetativen, sondern auch von der psychischen Widerstandskraft des Organismus ab, die ebenfalls für die Stabilität des autonomen Nervensystems von Bedeutung ist. Psychischer Streß, Angst und schwere seelische Erschütterungen vermögen die vor der Dekompensation stehenden Gehirnzentren vollends aus dem Gleichgewicht zu bringen, wie kasuistische Beobachtungen von *Winzeler, Fournier* (69) sowie *Erbslöh* (65) zeigen. Die Schwangere ist beim ersten Kontakt mit der Hebamme oder dem Arzt und der im Zusammenhang damit durchgeführten Untersuchungen und diagnostischen Maßnahmen wie Katheterisieren, Venenpunktion und beabsichtigte Lumbalanästhesie besonders labil. Das RLS kann dann durch eine sich überlagernde Angstohnmacht kompliziert werden (*Winzeler* (193)). Bei Einnahme der flachen Rückenlage kommt es in diesen Fällen sofort zum Schockzustand. Es ist jedoch nicht anzunehmen, daß neurogene Faktoren wie Angstzustände die Vasomotorentätigkeit dysregulieren, so daß sich in Rückenlage erst jetzt die mechanische Komponente des graviden Uterus auswirken kann. Gegen diese Ansicht *Erbslöhs* (65) ist einzuwenden, daß im Gegensatz zur Angstohnmacht am Anfang eines RLS immer Kompensationserscheinungen wie Tachykardie und arterioläre Vasokonstriktion beobachtet werden, und daß das Schocksyndrom meist bei voller physischer und psychischer Gesundheit eintritt. In den wenigen eindeutigen Fällen mit überlagerter Angstohnmacht wird die vasovagale Synkope durch Seitenlagerung augenblicklich durchbrochen (*Winzeler*), was nicht auf einer plötzlichen Änderung des psychischen Zustandes beruhen kann (*Arnold* (6)). Eine sich dem RLS überlagernde Angstohnmacht kann nur die Latenzzeit des primär durch andere Faktoren ausgelösten Schockgeschehens verkürzen (*Winzeler*).

e) Bedeutung des Rückenlage-Schocksyndroms für die Hämodynamik der Schwangeren

Wie die Mehrzahl der Untersuchungen zur kardiovaskulären Dynamik in Schwangerschaft, Eröffnungs- und Austreibungsperiode (vgl. die Befunde von *Lees* u. Mitarb. (108)) zeigte, steigt das Herzminutenvolumen (HMV) im ersten Trimester an und erreicht Ende des 2. Trimesters seinen höchsten Wert. Die Zunahme des Minutenvolumens gegenüber Nichtschwangerenwerten beträgt mit etwa 1,2–3,1 l/Min. 30–40%. Am Ende des 3. Trimesters stellten die meisten Autoren einen terminalen HMV-Abfall fest. *Kerr* (102, 104) wies erstmalig darauf hin, daß es sich hierbei um einen durch *Kava*-Kompression bedingten HMV-Abfall in der *Supine position* handelt; bei Messungen in Seitenlage konnte er einen terminalen Abfall nicht beobachten. *T. Pyörälä* (141) sowie *Lees* und Mitarbeiter bestätigten diese Befunde in HMV-Studien, die sich über die gesamte Schwangerschaft erstreckten. Da der in Seitenlage gemessene arterielle Blutdruck im Laufe der Schwangerschaft gleichbleibt (*Lees* u. Mitarb.), muß die HMV-Zunahme durch eine Vasodilation ausgeglichen sein (*Kerr* (102, 104)). Im Tierversuch (bei 4 Schafen) konnten *Ueland* und *Parer* (184) durch Östrogen-Infusion ähnliche Kreislaufveränderungen hervorrufen. Die Autoren nehmen an, daß ovarielle und plazentare Östrogene, die den Digitalisglykosiden in der chemischen Struktur ähneln, einen Glykosideffekt auf das Myokard ausüben und zusätzlich vasodilatatorisch wirken.

Untersuchungen zur kardiovaskulären Dynamik der Eröffnungsperiode liegen von *Adams* und *Alexander* (2), *Hendricks* (84), *Massi* und Mitarbeitern (119) sowie *Ueland* und *Hansen* (183) vor. Durch Autotransfusion von etwa 500 cm^3 aus den Uterusgefäßen in den Systemkreislauf (*Adams* und *Alexander* sowie *Hendricks*) und durch das Abheben des kontrahierten Uterus von der *V. cava caudalis* (*Howard* u. Mitarb. (97)) steigt bei einer Uteruskontraktion das HMV an. Der arterielle Blutdruck nimmt ebenfalls zu, senkt aber reflektorisch die mütterliche Herzfrequenz (*Massi* u. Mitarb. (119) sowie *Ueland* und *Hansen* (193))

Während der Austreibungsperiode gleicht die Hämodynamik weitgehend den Verhältnissen bei der Valsalvaschen Preßdruckprobe. In der *V. cava caudalis* steigt der Druck auf etwa 140 mm Hg an, in der *V. cava cranialis* auf etwa 120 mm Hg (*Bieniarz* u. Mitarb. (26)). HMV und arterieller Blutdruck fallen während des Valsalva-Versuches auf niedrige Werte ab. Die Herzfrequenz ist kompensatorisch und durch Schmerzreizung des Sympathikus gesteigert (*Alvarez* u. Mitarb. (5)). Bei der Preßwehe ist zwar die *Kava*-Kompression durch den graviden Uterus aufgehoben, jedoch durch eine viel stärker wirksame Rückstromsperre ersetzt.

Post partum nimmt das HMV nach *Adams* und *Alexander* (2) zu, und steigt der arterielle Blutdruck nach den Untersuchungen von *Massi* und Mitarbeitern (119) an. Die genannten beiden Arbeitsgruppen führen diese Kreislaufphänomene auf die Entlastung der *V. cava caudalis* vom Kompressionsgewicht der Frucht und auf eine Autotransfusion aus den Uterusgefäßen in den Systemkreislauf zurück.

Lees und Mitarbeiter (108) untersuchten die Hämodynamik bei 8 Schnittentbindungen. Sie stellten fest, daß der Blutverlust bei den Entbindungen dasjenige Blutvolumen überschritt, welches normalerweise dem Kreislauf durch Autotransfusion nach Entwicklung des Kindes zur Verfügung gestellt wird. Das HMV blieb trotz des hohen Blutverlustes konstant oder stieg sogar an. Diese widersprüchlichen Untersuchungsergebnisse erklärten sich *Lees* und Mitarbeiter durch einen erhöhten venösen Rückstrom aus der unteren Körperhälfte nach Aufhebung der *Kava*-Kompression. Vor Verschluß des Abdomens komprimierten sie die *V. cava caudalis* oberhalb der Nierenvenen digital 4 Minuten lang. Dabei fiel das HMV um 1,5 bis 2 l/Min. ab.

III. Einfluß der Rückenlage auf die arterielle Durchblutung der unteren Körperhälfte

Während der Wehen finden sich in Rückenlage klinische Zeichen einer Aortenkompression durch den graviden Uterus. Sie wurden von *Poseiro* aus der Arbeitsgruppe um *Bieniarz* (24) erstmals beobachtet. Angiographisch konnte die Aortenkompression allerdings schon 1935 von *Coutts* und Mitarbeitern (50) nachgewiesen werden. Unter der Kompressionswirkung sinkt der systolische Blutdruck in der *A. femoralis* ab; der Blutdruck in der *A. brachialis* steigt an (*Massi* u. Mitarb. (120, 121)). In Seitenlage verschwindet der Poseiro-Effekt, nach Eintritt des vorangehenden Kindsteiles ins kleine Becken ist er ebenfalls nicht mehr festzustellen (*Massi* u. Mitarb.).

Auch innerhalb der Wehenpause wird während der Diastole der retrouterine Teil der Aorta komprimiert. Während bei der Nichtschwangeren der femorale Blutdruck höher als der Brachialis-Blutdruck ist, sind die Druckwerte bei Spätschwangeren als Folge der Kompressionswirkung gleich (*Bieniarz* u. Mitarb. (25, 20)). Bei diastolischer Aortenkompression in der Wehenpause kommt es an der Kompressionsstelle zur Pulswellenreflektion; diese Rückstoßwelle ist für die stärkere Dikrotie des Pulses in der Spätschwangerschaft verantwortlich (*Bieniarz* u. Mitarb. (19)).

Boden und *Mannes* (31) untersuchten den Poseiro-Effekt oszillographisch. Dabei gingen sie von gefäßtopographischen Gesichtspunkten aus (vgl. Abb. 7 auf S. 48). Der linke Rand

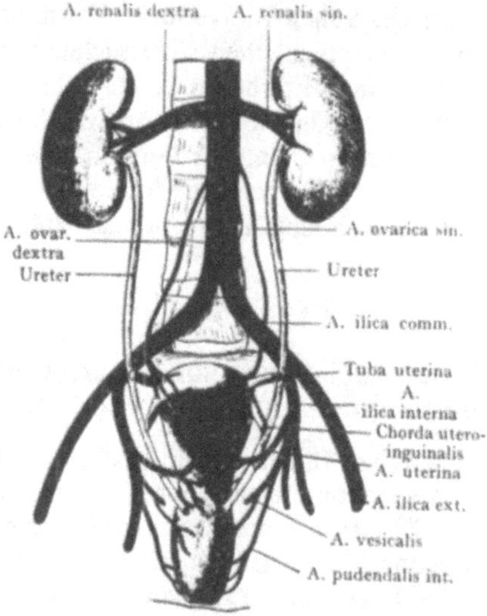

Abb. 7. Zum Problem einer Kompression der großen Arterien durch den graviden Uterus: Gefäßtopographie der wahrscheinlichen Kompressionsstelle. Weitere Beschreibung im Text. (Aus *Corning, H. K.:* Lehrbuch der topographischen Anatomie. 20. und 21. Aufl., Abb. 484, S. 582. Verlag J. F. Bergmann, München 1942.)

der *Aorta abdominalis* und der linke Rand der Wirbelsäule schneiden bei der Ansicht von vorn nahezu miteinander ab. In Höhe des Unterrandes des 4. Lumbalwirbels teilt die Aorta sich in die beiden *Aa. iliacae communes,* von denen die rechte die Medianlinie überquert. Liegt der Kompressionssitz in Höhe der *Aa. iliacae communes,* dürfte der Puls beim Druck des Uterus gegen die Lumbalwirbelsäule nur in der rechten unteren Extremität erlöschen. Durch simultane tokographische und oszillometrische Messungen an 45 Kreißenden konnten *Boden* und *Mannes* (31) einen solchen Mechanismus beweisen. Ferner zeigten sie anläßlich einer *Sectio abdominalis,* daß Druckausübung auf den entleerten Uterus in Richtung Promunturium oszillometrisch nur auf der rechten Seite Kompressionszeichen bewirkt. Oszillographische Veränderungen wurden nicht mehr beobachtet, wenn der kindliche Kopf tiefer als in Höhe der unteren Schoßfugenrandebene stand. Der kindliche Kopf war dann im kleinen Becken fest verankert und konnte während der Wehen nicht mehr gegen das Promunturium gedrängt werden.

Zur genauen Klärung des Kompressionssitzes führten *Bieniarz* und Mitarbeiter (23, 22) 70 serienangiographische Untersuchungen durch. Bei der überwiegenden Anzahl der Patientinnen (64 von 67) war der Uterus dextrovertiert und der subrenale Teil der *Aorta abdominalis* nach links und dorsal verschoben. Die *Aa. iliacae communes* waren auseinandergedrängt, die Bifurkation etwas angehoben. In der Wehenpause erschien die Aorta an der Stelle der stärksten Lumballordose, bei L_4 bzw. L_5, weniger opak. Während der Wehen war sie in Höhe der genannten beiden Lumbalwirbelkörper völlig stenosiert. Alle Arterien, die die Medianlinie überqueren, die *A. suprarenalis dextra,* die *A. renalis dextra,* die *A. ovarica dextra* und die *Aa. lumbales dextrae,* erschienen ebenfalls weniger schattengebend. Die venöse Phase der Serienangiogramme zeigte, daß der gravide Uterus die *V. cava caudalis* nach rechts gedrängt hatte und den venösen Rückstrom der *V. suprarenalis sinistra,* der *V. renalis sinistra* und der *Vv. lumbales sinistrae* blockierte. Offensichtlich übt der gravide Uterus zusätzlich indirekte mechanische Effekte aus, indem er die arterielle Versorgung der rechtsliegenden viszeralen Organe und die venöse Drainage der linksliegenden Organe erschwert.

Bieniarz und Mitarbeiter (24) beobachteten bei einer Patientin mit hydrozephalem Feten einen 95%igen Aortenverschluß schon in der Wehenpause. Systolischer und diastolischer Femoralis-Blutdruck lagen mit 70/60 mm Hg ungewöhnlich niedrig. Nach Abflachung der Lumballordose und Erschlaffen der Bauchmuskeln in gynäkologischer Lagerung war die

Aorten-Kompression weitgehend aufgehoben; der Femoralis-Blutdruck stieg stark an. Die Plazentadurchblutung wurde über die beiden *Aa. ovaricae,* die Arterien der *Ligg. rotunda* und die weniger komprimierte *A. uterina sinistra* aufrechterhalten, die kindlichen Herztöne blieben im Normbereich.

Bieniarz und Mitarbeiter (25) untersuchten auch eine Patientin mit bekanntem Rückenlage-Schocksyndrom. Innerhalb der Wehenpause konnte infolge des Blutdruckabfalls durch Aortenkompression Blut nur während eines kleinen Teiles der Systole in die distalen Partien einströmen. Der femorale Blutdruck sank stark unter den im Schockgeschehen ebenfalls niedrigen Brachialis-Blutdruck ab. Der Druckabfall entsprach einer Stenosierung des Aortenquerschnitts um 55–65%.

IV. Einfluß der Rückenlage auf die Plazentadurchblutung. Auswirkungen auf den fetalen Kreislauf

Der mütterliche Kreislauf in der Spätschwangerschaft ist durch die Kompressionswirkung des graviden Uterus in 2 Gefäßregionen aufgeteilt, eine proximale, die fast alle viszeralen Organe, und eine distale, die Uterus, Becken und untere Extremitäten versorgt (*Bieniarz* u. Mitarb. (27, 28)). Ein niedriger arterieller und hoher venöser Blutdruck bedingen eine verringerte Durchblutung der distalen Gefäßregion. *Bieniarz* und Mitarbeiter (21) beobachteten im letzten Trimester eine verspätete Venenfüllung bei Kontrastmitteldarstellung der großen Arterien. Die *V. cava caudalis* füllte sich in der 6.–8. Woche 2 Sekunden, in der 18.–24. Woche 8 Sekunden und in der Spätschwangerschaft 16 Sekunden nach der Injektion des Kontrastmittels in die Aorta.

Die Plazentadurchblutung bleibt von der Aufteilung des maternen Kreislaufs in 2 Gefäßregionen praktisch unbeeinflußt (*Bieniarz* u. Mitarb. (27, 28)). Injizierten diese Autoren Kontrastmittel in die Aorta, floß dieses zweimal so schnell über die abgewinkelten *Aa. iliacae internae* und *Aa. uterinae* ab wie über die gerade verlaufenden *Aa. iliacae externae.* Aus den *Aa. uterinae* strömte das Kontrastmittel in die segmentär angeordneten *Aa. arcuatae,* je nach Plazentasitz in thorakale, lumbale oder sakrale Anteile, und von dort über die *Aa. spirales* zum intervillösen Kapillarsystem. Die Beckenarterien, welche die Plazenta versorgten, waren selektiv dilatiert, während beispielsweise die extraplazentaren Versorgungsarterien des Myometriums nicht erweitert waren. In der Wehenpause wurde das intervillöse Kapillarsystem vorzugsweise über die *Vv. ovaricae* drainiert, die proximal der Kompressionsstelle in die *V. cava caudalis* einmünden. Während der Wehentätigkeit erfolgte die Drainage über die *Vv. uterinae. Bieniarz* und Mitarbeiter (27, 28) hatten damit einen gesonderten Plazentakreislauf mit niedrigem Widerstand nachgewiesen, der dem Becken- und Extremitätenkreislauf mit hohem Widerstand parallel geschaltet ist. Bei Kompression der *V. cava caudalis* reicht das Druckgefälle vom intervillösen Kapillarsystem (10 mm Hg) zu den *Vv. ovaricae* (6 mm Hg) aus, eine für die fetale Sauerstoffversorgung hinreichende Plazentadurchblutung aufrechtzuerhalten.

Ein Rückenlage-Schocksyndrom, bei dem der arterielle Blutdruck in der proximalen Gefäßregion und damit die uteroplazentare Durchblutung stark absinkt, ist hingegen oft von einer hypoxisch bedingten fetalen Bradykardie begleitet (*de Rezende* (150) sowie *Broquet* (37)). *Greiss* und *Crandell* (76) zeigten bei spinalanästhesierten Schafen, daß Blutdruckabfall von 100 auf 50 mm Hg die uteroplazentare Durchblutung und damit den Sauerstofftransport um mehr als 50% senkt. *Ebner* und Mitarbeiter (62) entdeckten bei 29 spinalanästhesierten Kaiserschnittpatientinnen, daß ein systolischer Blutdruck unter 60 mm Hg praktisch sofort, ein systolischer Blutdruck von 80 mm Hg nach etwa 4 Minuten zur fetalen Bradykardie führt. *Hon* (91) sowie *Hon* und Mitarbeiter (92) untersuchten die Gegenregulation des fetalen Kreislaufs bei Blutdruckabfall im mütterlichen Kreislaufsystem. Sie beobachteten zuerst eine leichte fetale Tachykardie, die nach etwa

5 Minuten in eine massive Bradykardie überging und nach Abbruch des Versuches in einer leichten Tachykardie ausklang.

Die kindlichen Herztöne sollen sich bei Einnahme der Seitenlage parallel mit dem Befinden der Mutter erholen (*Broquet* (37)). Auch in größeren Studien wurde daher ein Fetal-distress-syndrome nicht gesondert als ernste Komplikation des Rückenlage-Schocksyndroms aufgeführt. Wir sind hingegen der Ansicht (167), daß eine durch das RLS bedingte, länger anhaltende fetale Notsituation das Leben des Kindes bedrohen und eine Indikation zur sofortigen Schnittentbindung darstellen kann.

V. Beziehungen zwischen Rückenlage-Schocksyndrom und vorzeitiger Plazentalösung

Howard und *Goodson* (96) vertraten die Ansicht, bei massiver und länger anhaltender Kompression der *V. cava caudalis* sei die Drucksteigerung im venösen System des Uterus groß genug, um die Plazenta mechanisch abzulösen. Diese Auffassung warf ein neues Licht auf die vielen Rätsel, die immer noch den normalen Ablösungsmechanismus der Plazenta umgeben.

Bereits 1918 konnte *Morse* (129) im Tierversuch die Existenz eines solchen mechanischen Ablösungsmodus nachweisen. Bei tragenden Kaninchen führte die Unterbindung aller 3 Venen eines Uterushorns (der *V. ovarica,* der *V. mesometrica* und der *V. uterovaginalis*) regelmäßig zum Schock und zu partiellen oder totalen vorzeitigen Plazentalösungen. Die Unterbindung nur einer oder zweier Venen führte, da sich ein Kollateralkreislauf über die 3. Vene ausbildete, lediglich zur venösen Kongestion.

Diese Untersuchungen, die lange Zeit unbekannt blieben, sind von *Howard* und *Goodson* fortgesetzt worden. Bei 4 tragenden Hündinnen verursachte die Unterbindung der linken *V. ovarica* und der *V. cava caudalis* unterhalb der *Vv. renales* einen schweren Kreislaufkollaps. Nach einer Ligaturdauer von 5 bis 60 Minuten wiesen 22 von 24 Plazenten Bezirke vorzeitiger Ablösung auf.

Nesbitt und Mitarbeiter (132) führten ähnliche Versuche wie *Howard* und *Goodson* durch. Bei tragenden Hündinnen unterbanden sie die *V. cava caudalis* unterhalb der *Vv. renales,* jedoch oberhalb der rechten *V. ovarica.* Dadurch konnten sie bei 6 tragenden Hündinnen von insgesamt 44 Plazenten 35 vorzeitig ablösen. Behandelten sie 7 tragende Hündinnen mit dem Ganglienblocker Trimethaphan vor, lösten sich von 44 Plazenten nur noch 20. Die 20 vorzeitigen Lösungen waren geringgradiger, die retroplazentaren Hämatome kleiner. Wie venöse Druckstudien zeigten, sank der Druck in der *V. cava caudalis* distal der Ligaturstelle nach Gabe von Trimethaphan, das den Venomotorentonus reduziert (*Boba* (30)). Dieses pharmakologische Experiment unterstrich die Bedeutung eines erhöhten venösen Druckes im unteren Körperbereich für die Entstehung einer vorzeitigen Plazentalösung. Ebenso wie *Howard* und *Goodson* (96) glaubten *Nesbitt* und Mitarbeiter (132), der hydrostatische Überdruck führe rein mechanisch zu Einrissen der dezidualen Venen im Bereich der gesamten Basalplatte, was eine vorzeitige Plazentalösung zur Folge habe.

Nachdem im Schrifttum einem rein mechanischen Ablösungsmechanismus mehrfach widersprochen worden war, lag es nahe, nach weiteren auslösenden Momenten für eine vorzeitige Plazentalösung beim *Vena-cava*-Kompressionssyndrom zu suchen. So stellten *Powers* und Mitarbeiter (138) die Hypothese auf, eine venöse Stase habe Anoxie und Intimaschäden der Deziduagefäße zur Folge, was zu interstitiellen und schließlich retroplazentaren Blutungen führe. Bei 2 tragenden Hündinnen konnten sie in der Tat nach $1^1/_2$ Stunden dauernder Sauerstoffmangelbeatmung die vorzeitige Lösung der Hälfte der Plazenten nachweisen. *Haynes* (82) hielt in seiner Studie zur Histogenese der vorzeitigen Plazentalösung nach Ligatur der *V. cava caudalis* ebenfalls eine anoxische Genese für wahrscheinlich. Er unterband die *V. cava caudalis* bei tragenden Kaninchen für die Dauer von 5 Minuten und begutachtete die

Plazenten 24 bzw. 48 Stunden nach der Operation. Bei der mikroskopischen Untersuchung der wegen zu kurzer Unterbindungsdauer in keinem Fall von der Wand gelösten Plazenten stellte der genannte Autor außer einer venösen Hyperämie anoxische Schäden fest. Bei der Inspektion der Deziduagefäße fand er Fibrinoid-Ablagerungen, pseudo-aneurysmatische Gebilde, Thrombosen und vakuoläre Degenerationsherde in den Gefäßwänden. Bei der Diskussion dieser Befunde brachte *C. G. Collins* (47) Einwände gegen die Wahl der Versuchstiere vor. Nur die Ergebnisse von Primatenversuchen seien auf menschliche Plazentaverhältnisse übertragbar. Hunde- und Kaninchenplazenten seien im Gegensatz zu Primatenplazenten nur lose an der Uterusschleimhaut befestigt und lösten sich daher viel leichter ab.

In bisher ungeklärtem Widerspruch zu den Versuchen von *Powers* und Mitarbeitern (138) sowie *Haynes* (82) stehen Tierversuche von *Marti* und Mitarbeitern (118). Diese haben bei 9 tragenden Kaninchen die *V. cava caudalis* unterhalb der *Vv. renales* unterbunden und anschließend die Plazenten makroskopisch und mikroskopisch untersucht. Bei 6 Kaninchen wurde die *V. cava caudalis* 2 Stunden lang ligiert, was zur vorzeitigen Lösung fast aller Plazenten führte. Bei einstündiger Okklusion war ebenfalls schon ein großer Prozentsatz der Mutterkuchen abgelöst. Die histologischen Untersuchungen zeigten außer einer venösen Kongestion keine Veränderungen. *Marti* und Mitarbeiter lehnten daher eine anoxische Genese der vorzeitigen Plazentalösung ab und sprachen sich für einen rein mechanischen Ablösungsmodus aus.

Bis vor 2 Jahren glaubte man, daß eine Kompression der unteren Hohlvene auch beim Menschen häufig eine vorzeitige Plazentalösung bedinge. 1953 hatte in den USA die Arbeitsgruppe um *Mengert* (125) den genannten Mechanismus angeblich sogar klinisch-experimentell nachweisen können. Bei 2 Schnittentbindungen konnten *Mengert* und Mitarbeiter durch digitale Kompression der *V. cava caudalis* nach Verlagerung des Uterus vor die Bauchdecken eine vorzeitige Ablösung der Plazenta verursachen. Besonders eindrucksvoll war der erste Fall. Mit Beginn der $5^1/_2$ Minuten dauernden Kompression sank der arterielle Blutdruck abrupt ab. Bei der unmittelbar angeschlossenen Eröffnung des Uterus fand sich reichlich frisches Blut hinter der bis auf einen unbedeutenden Rest abgelösten Plazenta. Am total exstirpierten Uterus konnten die Autoren histologisch bereits Frühmerkmale einer vorzeitigen Plazentalösung nachweisen. Der zweite Fall war hinsichtlich der Blutdrucksenkung und des Ausmaßes der Plazentalösung weniger eindrucksvoll. Unter der Kompression stieg der Druck der *V. femoralis* von ursprünglich 17 cm H_2O auf mehr als 60 cm H_2O an. Während *Mengert* und Mitarbeiter die *Supine position* als eine wichtige Ursache der vorzeitigen Lösung der orthotopen Plazenta ansahen, zweifelte *Caldeyro-Barcia* (41) daran, daß durch bloße Rückenlage eine der Vasoligatur oder der manuellen Kompression vergleichbare Abflußbehinderung der *V. cava caudalis* und damit eine vorzeitige Plazentalösung entstehen könne. Auch *Reid* (148) hielt die Tierexperimente von *Mengert* und Mitarbeitern (125) nicht für beweisend. Ein wesentlicher Druckanstieg im intervillösen Kapillarsystem sei schon deswegen unwahrscheinlich, weil die *Plexus pampiniformes* in den *Ligg. lata* und vor allem der *Sinus marginalis* eine Reserve- und Schutzfunktion ausübten. Bevor es zur Druckübertragung auf das intervillöse Kapillarsystem käme, rupturiere der *Sinus marginalis*. Beim zweiten Fall läge vermutlich eine derartige Sinus-Blutung, nicht aber eine echte vorzeitige Plazentalösung vor. Dieser Einwand ist jedoch nach den Untersuchungen *Ramsey*s (145, 146) sowie *Scott*s (164) als überholt anzusehen. *Ramsey* zeigte, daß es einen *Sinus marginalis*, wie ihn *Spanner* (173) postuliert hatte, in vivo nicht gibt. Wahrscheinlich hat *Spanner* bei Anwendung seiner Zelluloid-Injektionstechnik die basalen Venen komprimiert und die marginalen Venen dilatiert, so daß ein Artefakt entstand. Die von *Ramsey* nachgewiesenen Marginalseen mit einer Druckpufferfunktion sind den übrigen Teilen des intervillösen Kapillarsystems nicht nach-, sondern parallelgeschaltet. Ein venöser Druckanstieg wirkt sich demnach direkt auf das intervillöse Kapillarsystem aus. Allerdings ist eine gewisse Schutzfunktion des von *Hörmann* und *Lemtis*

(95) beschriebenen Kurzschluß-Sicherheitssystems zu berücksichtigen, bei dem es sich um Kurzschlußverbindungen zwischen dem intervillösen Kapillarsystem und den mütterlichen Venen handelt. Die in der Nähe der Plazentasepten gelegenen größeren venösen Abflußbahnen verhindern bei einer Zunahme des intervillösen Kapillardruckes den Druckanstieg bis zu einem gewissen Grade. *Reid* bezog sich, außer auf *Spanner*, auch auf *Hodgkinson* (86), der gezeigt hatte, daß die *Vv. ovaricae*, die *Vv. uterinae* und die *Plexus pampiniformes* der *Ligg. lata* venöse Volumen- und Druckschwankungen bis zu einem gewissen Grade auffangen können, weil ihre Kapazität im Laufe der Schwangerschaft stark zunimmt. *Scott* fand jedoch bei seinen Venendruckuntersuchungen, daß der Druck im intervillösen Kapillarsystem bei Einnahme der Rückenlage parallel zum Druckanstieg in der *V. cava caudalis* zunimmt. *Scott* maß daher die Pufferfunktion der *Vv. ovaricae*, der *Vv. uterinae* und der *Plexus pampiniformes* nur untergeordnete Bedeutung bei. – Einen auch heute noch aktuellen Einwand gegen die Untersuchungen von *Mengert* und Mitarbeitern (125) brachte *Kerr* (103) vor. Beim Verlagern des graviden Uterus vor die Bauchdecken hätten *Mengert* und Mitarbeiter zusätzlich beide *Vv. uterinae* und beide *Vv. ovaricae* abgedrückt; dies und nicht die manuelle Kompression der *V. cava caudalis* habe schließlich die vorzeitige Plazentalösung verursacht.

Inzwischen deuten neuere Untersuchungen an, daß die Kompression der *V. cava caudalis* beim Menschen für die Pathogenese der vorzeitigen Lösung der richtig sitzenden Plazenta nur eine sekundäre und untergeordnete Bedeutung hat. *Mengert* und Mitarbeiter (38) konnten 1969 ihre Humanversuche bei insgesamt 5 Versuchspersonen nicht reproduzieren. Die Arbeitsgruppe um *Pritchard* (139) unterband bei 2 Schwangeren im 3. Trimester die untere Hohlvene, ohne daß eine vorzeitige Plazentalösung aufgetreten wäre. In beiden Fällen wurden sogar lebensfrische Kinder komplikationslos geboren. Wie bereits erwähnt, zeigte *Scott* (164), daß bei jeder Schwangeren in Rückenlage der Druck im intervillösen Kapillarsystem parallel zum Druck in der unteren Hohlvene physiologischerweise ansteigt, ohne daß eine vorzeitige Lösung der richtig sitzenden Plazenta eintritt. Im Weltschrifttum sind bisher rund 100 Fälle von Rücklage-Schocksyndrom niedergelegt worden; von diesen waren jedoch nur 6 durch eine vorzeitige Plazentalösung kompliziert.

1954 wurde erstmalig bei einer Patientin mit bekanntem *Vena-cava*-Kompressionssyndrom eine vorzeitige Plazentalösung im mütterlichen Schockzustand beobachtet (*Sullivan* u. *Grossbard* (178)). Die Patientin geriet auf dem gynäkologischen Untersuchungsstuhl nach 10 Minuten Rückenlage in einen schweren Kreislaufkollaps, aus dem sie sich nach Lagewechsel nur allmählich erholte. Die kindlichen Herztöne waren auf 200/Min. beschleunigt und sanken bald auf 60/Min. Die Patientin klagte über Unterleibsschmerzen, der Uterus war bretthart gespannt. Die sofort durchgeführte Schnittentbindung bestätigte die Verdachtsdiagnose: ein Drittel der Plazenta war von der Uteruswand gelöst und mit kleinen frischen Hämatomen bedeckt. *Smith* und *Fields* (172) berichteten ebenfalls über eine vorzeitige Plazentalösung infolge RLS. Bei ihrer Patientin bildeten sich nach 25 Minuten Rückenlage Schocksymptome aus, die nach spontanem Aufsitzen der Frau wieder verschwanden. Zwei Stunden später setzten plötzlich Unterleibskrämpfe ein, die kindlichen Herztöne waren weiterhin regelmäßig und von normaler Frequenz. Vier Stunden nach dem Schockgeschehen gingen etwa 400 cm^3 Blut per vaginam ab. Jetzt wurde eine vorzeitige Plazentalösung vermutet. Bei der sofort durchgeführten Schnittentbindung bestätigte sich die Verdachtsdiagnose. Die rechts posterolateral implantierte Plazenta war in der unteren Hälfte durch ein retroplazentares Hämatom abgelöst worden, das schon teilweise organisiert war. Auch *T. Pyörälä* und *K. Pyörälä* (142, 143) beobachteten eine vorzeitige Plazentalösung bei einer Patientin mit bekanntem RLS. Das Rückenlage-Schocksyndrom war in der Schwangerenberatung diagnostiziert worden. Mit einer antepartalen Blutung wurde die Patientin auf einer chirurgischen Abteilung stationär aufgenommen und konservativ behandelt. Nach Einsetzen regulärer Wehen erfolgte die Überführung in eine Frauenklinik. Bei der Aufnahmeuntersuchung waren die kindlichen Herztöne nicht mehr zu hören. Kurze Zeit später setzte die Austreibung ein. Nach Abnabelung einer Totgeburt und nach Ausstoßung der Plazenta folgte ein großes dunkles Hämatom. Ein Drittel der Basalplatte der Plazenta zeigte hämorrhagische Infarzierungen und war mit alten Hämatomen bedeckt. Eine weitere kasuistische Mitteilung stammt von *Robbins* und Mitarbeitern (152). Die Patientin dieser Autoren geriet auf dem Transport zum Operationssaal, wo eine wegen eines Mißverhältnisses geplante *Sectio iterativa* durchgeführt werden sollte, in einen Kreislaufkollaps, aus dem sie sich nach spontanem Aufsetzen wieder erholte. Nach erneuter Einnahme der Rückenlage zum Anlegen einer Infusion kam es wieder zu einem Schockzustand. Jetzt hatte sie Schmerzen im Unterbauch, der Uterus war gespannt und druckempfindlich. Bei der sofort durchgeführten Schnittentbindung konnte die Verdachtsdiagnose bestätigt werden. Die an der Vorderwand des Uterus implantierte Plazenta war am unteren Rand durch ein retroplazentares Hämatom vorzeitig abgelöst worden.

Sullivan und *Grossbard* (178), *Smith* und *Fields* (172) sowie *Robbins* und Mitarbeiter (152) betonten, daß trotz mütterlichen Schockzustandes und trotz einer partiellen vorzeitigen Plazentalösung lebensfrische Kinder geboren würden. Dies können wir durch unsere Forschungsergebnisse (112, 114) erklären. Bei der Perfusion des feto-plazentaren Gefäßsystems unmittelbar nach der Geburt zeigt sich, daß es physiologischerweise rasch und intensiv durchblutete, andererseits nur träge durchströmte fetale Gefäßbezirke gibt. Die Schwere des Erscheinungsbildes bei einer vorzeitigen Lösung richtet sich nach dem Funktionswert der ausgefallenen Plazentabezirke für den materno-fetalen Stoffaustausch (114). Sind nur langsam durchblutete fetale Gefäßbezirke vorzeitig abgelöst, ist eine kindliche Notsituation nicht unbedingt zu erwarten.

Wir konnten 2 weitere Fälle von Rückenlage-Schocksyndrom und vorzeitiger Lösung der richtig sitzenden Plazenta beobachten (166). Das fetale Gefäßsystem dieser beiden Mutterkuchen wurde röntgenologisch bzw. korrosionsanatomisch dargestellt. Es fanden sich Hinweise auf eine Störung der Architektonik der chorio-dezidualen Durchdringungszone und sehr auffällige Anomalien am fetalen plazentaren Gefäßapparat. Wahrscheinlich sind Mutterkuchen mit stattgehabten Wachstumsbeeinträchtigungen während der Plazentation später bei Kompression der *V. cava caudalis* und konsekutivem Druckanstieg in den Deziduavenen zur vorzeitigen Lösung prädisponiert. Möglicherweise waren auch bei den Mutterkuchen der 4 übrigen Fälle, über die im Weltschrifttum berichtet worden ist, zusätzliche auslösende Faktoren, wie z. B. Anomalien im plazentaren Gefäßsystem, vorhanden. Bei jeder Gebärenden mit belasteter geburtshilflicher Anamnese, wie z. B. komplizierten Geburten, wiederholten Aborten, Kürettagen und Entzündungen, muß man nach *Hörmann* (93, 94) Eibettschäden in Betracht ziehen. Diese haben wiederum Implantations- und Konstruktionsschäden der Plazenta zur Folge und können dadurch bei Blutrückstauung infolge stärkerer Kompression der unteren Hohlvene zur Ablösung von Zottenarealen führen.

Auch für die normale Nachgeburtsperiode ist die Kompression der unteren Hohlvene von Bedeutung. Gemeinsam mit *Karkut, Hünemohr* und *Saavedra* (114, 115) führten wir hierzu Lagerungsexperimente an 300 frisch entbundenen Frauen durch und konnten zeigen, daß die Nachgeburtsperiode in rechter und linker Seitenlage gegenüber der Nachgeburtsperiode in Rückenlage um fast ein Drittel der Zeit verlängert ist. Der post partum verkleinerte und an seiner Dorsalseite stärker konvexe Uterus scheint demnach bei Rückenlage der Mutter physiologischerweise eine Einengung der unteren Hohlvene zu verursachen. Dies führt zu einer Verkürzung der Lösungszeit in Rückenlage. Weitere Untersuchungen müssen entscheiden, welche Bedeutung diesem Befund für den normalen Ablösungsmechanismus der Plazenta zukommt.

VI. Das Rückenlage-Schocksyndrom in der geburtshilflichen Anästhesie

In den USA werden zur Schmerzausschaltung bei operativen vaginalen Entbindungen häufig der Sattelblock (Lumbalanästhesie) und beim Kaiserschnitt häufig die Spinalanästhesie (hoch hinaufreichende Lumbalanästhesie) angewandt (*Phillips* u. *Frazier* (136) sowie *Beck* (13)). So ist es verständlich, daß besonders angelsächsische Autoren auf die Beziehungen zwischen dem RLS und der Lumbalanästhesie hinwiesen. *McRoberts* (123) erkannte schon 1951 die Bedeutung des Schocksyndroms für die geburtshilfliche Anästhesie. Er zeigte, daß eine Lumbalanästhesie bei Patientinnen mit bekanntem *RLS zu* schweren Kreislaufkrisen führen kann. Der Fall III seiner Kasuistik ist besonders instruktiv. Nach einem Nupercain-Sattelblock zur operativen Vaginalentbindung sank der Blutdruck der Patientin plötzlich auf 0/0 mm Hg; der Puls war nicht mehr zu tasten. Durch die übliche Schocktherapie (künstliche Beatmung, Infusions- und Vasopressorentherapie) konnte das Schockgeschehen kaum beeinflußt werden; der Blutdruck stieg nur sehr langsam auf 80/70 mm Hg an. Seitenlagerung der Patientin brachte jedoch sofortige Besserung (130/70 mm Hg). In einem kurzen Diskussionsvotum machte auch *Meynier* (126) auf die verhängnisvolle Rolle aufmerksam, die das RLS während der Lumbalanästhesie spielen kann. Bei dieser Anästhesieform komme es durch Sympathikusblockade zur Gefäßdilatation, welche die infolge *Kava*-Kompression vorhandene Hypotonieneigung noch verstärke.

Bei der Analyse von 17 im Weltschrifttum genauer beschriebenen tödlichen Zwischenfällen bot sich *Holmes* (87) immer wieder das gleiche Bild. Der Anästhesietod erfolgte in Rückenlage nach Einleitung der Spinalanalgesie. Das Intervall, das zwischen der Einleitung der Anästhesie und der Ausbildung des Schockzustands lag, entsprach derjenigen Zeit, die das Anästhetikum braucht, um thorakale sympathische Segmente des Rückenmarks durch Diffusion zu erreichen. Der plötzliche Exitus unter dem Bild der Atemlähmung, der den meisten

Autoren infolge ungenügender Beobachtung als Erstsymptom imponierte, war in Wirklichkeit ein Terminalsymptom, dem ein massiver Kreislaufzusammenbruch vorausgegangen war. Tatsächlich konnten bei exakten Beobachtungen enorme Schwankungen der Pulsfrequenz mit massiver terminaler Bradykardie festgestellt werden (*E. E. Baden* u. *W. F. Baden* (7) sowie *Katz* (98)). *Holmes* erkannte die Kausalität der Rückenflachlage und folgerte, die hohe Mortalität der geburtshilflichen Spinalanästhesie (nach *Dolff* (58) über 1%) werde durch das Zusammentreffen von *Vena-cava-caudalis*-Kompression und Lähmung der sympathischen sakralen, lumbalen und thorakalen Segmente verursacht. *Forthman* und *Adriani* (68) sichteten die Anästhesieberichte von 391 Kaiserschnittpatientinnen, die unter Spinalanästhesie entbunden worden waren. Zwischen Anästhesieniveau und Häufigkeit der Kreislaufhypotonie fanden sie eine feste Korrelation (vgl. Tab. 3).

Tab. 3. Korrelation zwischen Anästhesieniveau und Hypotoniehäufigkeit. (Aus *Forthman* u. *Adriani:* Anaesth. Analg. 36 (1957), 63–66.)

Anästhesieniveau	Definition der Hypotonie	Hypotonie-häufigkeit
T_{10}–T_9	Abfall von p (syst.) um mehr als 30 mm Hg	44%
T_8 –T_7		70%
T_6 und höher		81%

Die statistischen Ergebnisse verdeutlichen erstmals zahlenmäßig die Kreislaufbelastung durch Vasomotorenausfall der Sakral-, Lumbal- und unteren Thorakalsegmente. Ein zusätzliches *Vena-cava*-Kompressionssyndrom war bei den 391 Patientinnen nicht beobachtet worden.

Der nächste entscheidende Beitrag stammt von *Williams* (191). Zur Verhütung schwerer Anästhesiezwischenfälle infolge RLS schlug dieser Autor vor, eine Anamnese über lagebedingte Kreislaufkrisen zu erheben und in Rückenlage eine präoperative Blutdruckuntersuchung auf Kreislauflabilität vorzunehmen. Die Spinalanästhesie sollte mit der niedrigst möglichen Dosis eingeleitet werden, um das Anästhesierisiko so gering wie nur irgend möglich zu halten. Während des operativen Eingriffs könnten Zwischenfälle durch eine genaue Kreislaufüberwachung rechtzeitig erkannt werden. *Williams* riet, die *V. cava caudalis* im Schockfall durch schnelle Entwicklung des Kindes zu entlasten.

Winzeler (193) wies als erster deutschsprachiger Autor auf die verhängnisvolle Rolle des RLS in der geburtshilflichen Anästhesie hin. Er nahm an, daß alle Maßnahmen, welche die Reaktionsfähigkeit des Sympathikus in der oberen Körperhälfte peripher lähmen, wie z. B. die Gabe von Lokalanästhetika, Ganglienblockern, Sympathikolytika oder Vagotonika, die Entstehung des RLS begünstigen und dessen Gefährlichkeit potenzieren könnten.

Kennedy und Mitarbeiter (101) fanden, daß der systolische Blutdruck bei 106 (17,7%) von 600 Patientinnen unter 100 mm Hg absank, wenn diese durch Sattelblock zur operativen Vaginalentbindung anästhesiert worden waren. Das Anästhesieniveau reichte dabei in allen Fällen bis zum 10. Thorakalsegment. Wurde der gravide Uterus nach links verlagert, stieg der Blutdruck bei 93,4% der 106 hypotonen Patientinnen auf über 100 mm Hg an. Damit war der erste experimentelle Beweis erbracht, daß ein Blutdruckabfall während einer geburtshilflichen Spinalanästhesie primär durch direkte mechanische Kompression der *V. cava caudalis* ausgelöst werden kann.

Holmes (89) veröffentlichte eine interessante, gut dokumentierte Kasuistik und betonte erneut die Bedeutung des RLS für den geburtshilflichen Anästhesisten. Zwei der vier Patientinnen waren Diabetikerinnen; bei ihnen löste in Rückenlage ein Hydramnion das *Vena-cava*-Kompressionssyndrom aus. Bei der 3. Patientin verursachte ein ovarielles Zystadenom das Rückenlage-Schocksyndrom; die 4. Patientin geriet nach Einleitung einer Allgemeinnarkose (Pentothal-Lachgas-Narkose) in einen lagerungsbedingten Kreislaufkollaps, der durch kontrollierte Atmung noch verschlimmert wurde. Bei allen vier Patientinnen hatte *Holmes* (89) das RLS durch Blutdruckmessungen in Rücken- und Seitenlage diagnostiziert. Ebenso wie *Kennedy* und Mitarbeiter (101) führte er die Spinalanästhesie selbst bei präoperativ festgestelltem Rückenlage-Schocksyndrom durch, traf dann jedoch umfangreiche prophylaktische Maßnahmen. Als Anästhetikum verwandte er Procain, welches innerhalb von 2 Minuten am Wirkungsort fixiert wird, so daß kaum Zeit zur Abdiffusion in höhere Segmente bleibt. Er begrenzte die Procaindosis auf 80–100 mg. Dabei überschritt das Anästhesieniveau nicht das 10. Thorakalsegment. Die Patientin wurde auf dem Operationstisch halblateral gelagert. Eine das RLS begünstigende Lumballordose flachte *Holmes* (89) durch Flektieren in den Hüften und Anheben der Schultern ab.

Cappe und *Surks* (42) diagnostizierten ein RLS ebenfalls präoperativ. Trotzdem leiteten sie eine Xylocain-Epiduralanästhesie ein, die bis zum 8. Thorakalsegment reichte. Komplikationen konnten sie allein durch das Unterlegen eines Kissens unter den rechten Rippenbogen, also durch leichte Linksseitenlage, vermeiden. Dagegen haben *Brandeberry* (33) sowie *Oxorn* (135) bei bekanntem RLS von der vorgesehenen Spinalanästhesie Abstand genommen und eine Allgemeinnarkose komplikationslos ausgeführt.

Crapnell und *Johnston* (51) führten bei bekanntem RLS ebenfalls eine Schnittentbindung in Allgemeinnarkose (Cyclopropan-Lachgas-Narkose) durch und verhinderten Komplikationen, indem sie den Operationstisch nach links kippten. Nach rechtem Paramedianschnitt wurde eine klassische *Sectio* vorgenommen.

Grennell und *Vandewater* (77) beobachteten bei der Spinalanalgesie zwei Zwischenfälle, die sie auf ein *Vena-cava*-Kompressionssyndrom zurückführen konnten. In dem einen Fall – einer operativen vaginalen Entbindung – schoben sie in Anlehnung an den Vorschlag von *Kennedy* und Mitarbeitern (101) den Uterus manuell auf die linke Seite und erreichten damit eine schlagartige Besserung des bedrohlichen Schockzustandes. Bei der 2. Patientin entwickelte sich das Kollapsgeschehen nach Einleitung der Spinalanästhesie unmittelbar vor einer geplanten Schnittentbindung. Methoxamin-Gabe änderte nichts am klinischen Bild, so daß man die Operation aufschob und am folgenden Tag in Allgemeinnarkose durchführte. Dabei vermieden die Autoren Komplikationen, indem sie die Entwicklung des Kindes innerhalb von 6 Minuten vornahmen. In beiden Fällen hatte eine Blutdruckkontrolle in Rücken- und Seitenlage keinen Hinweis auf eine potentielle Schockanfälligkeit ergeben. Die Autoren bezweifelten deshalb, daß ein *Supine-position*-Versuch nach *Williams* (191) sowie *Holmes* (89) alle Risikofälle erfassen könne.

Nachdem die Hypotoniehäufigkeit beim Sattelblock von *Kennedy* und Mitarbeitern mit 17,7% angegeben worden war, ermittelten *Moya* und *Smith* (130) die Hypotoniehäufigkeit bei der echten Spinalanästhesie. 1593 Kaiserschnittpatientinnen wurden prophylaktisch mit Vasopressoren vorbehandelt. Einer Gruppe wurden 50 mg Ephedrin verabreicht, einer zweiten 50 mg Methoxamin. Das Anästhesieniveau lag bei 89% der Frauen zwischen dem 9. und dem 4. Thorakalsegment. 5–10 Minuten nach Einleitung der Anästhesie fiel der systolische Blutdruck bei 54% der Patientinnen der Ephedrin-Gruppe und bei 37,5% der Frauen der Methoxamin-Gruppe unter 100 mg Hg ab. Ferner ermittelten *Moya* und *Smith,* wie häufig ein *Vena-cava*-Kompressionssyndrom bei ihren 1593 Patientinnen vorkam. Kriterien waren vor Einleitung der Anästhesie der Abfall des systolischen Blutdruckes in Rückenlage unter 90 mm Hg und während der Operation die Beseitigung von Schockzuständen durch Verlagerung des Uterus nach links oder durch Gabe von mehr als 50 mg Ephedrin. Bei 8% der 1593 Patientinnen wurde ein RLS diagnostiziert.

Crawford (52) rechnete damit, daß etwa 10–15% aller Frauen vor dem Geburtstermin ein RLS hätten, das zu Zwischenfällen bei der Spinalanästhesie führen könne. Bei 8 (12,1%) von 66 Kaiserschnittpatientinnen diagnostizierte er ein *Vena-cava*-Kompressionssyndrom. Im Gegensatz zu *Moya* und *Smith* (130) lehnte *Crawford* (52) die Therapie mit Vasopressoren ab, da diese viel zu spät zur Wirkung kämen und nach der Entwicklung des Kindes infolge Entlastung der *V. cava caudalis* zur Hypertonie des mütterlichen Kreislaufsystems führten. *Crawford* riet zur Seitenlagerung der Frauen bzw. zur schnellen Entwicklung des Kindes. *Ebner* (61) äußerte ebenfalls Einwände gegen die Vasopressorentherapie. Er fürchtete die Entstehung einer uterinen Ischämie durch Vasokonstriktion der *Aa. uterinae* und die Ausbildung einer Hypertonie des mütterlichen Kreislaufsystems nach der Geburt, die noch durch den direkten Effekt des Oxytozins auf die glatte Muskulatur verstärkt werde. *Ebner* vermied Anästhesiezwischenfälle, indem er die Patientinnen bei positiv ausgefallenem *Supine-position*-Versuch halblateral lagerte, den Uterus bei der Vorbereitung des Operationsfeldes nach links verschieben ließ und das Kind so schnell wie möglich entwickelte. *Greiss* und *Crandell* (76) wiesen tierexperimentell an Schafen nach, daß Vasopressoren zwar den mütterlichen Blutdruck steigern, jedoch die utero-plazentare Durchblutung infolge Vasokonstriktion der *Aa. uterinae* senken. Auch *Kerr* (103) warnte eindringlich vor den Gefahren der Vasopressorentherapie. Er veröffentlichte in diesem Zusammenhang eine interessante kasuistische Beobachtung. Bei einer Patientin konnte nach der Geburt das infolge Entlastung der *V. cava caudalis* verstärkte venöse Angebot nicht gegen die durch Vasopressoren verengte Peripherie ausgeworfen werden und führte so zum Lungenödem. *Stiebler* (176) hielt eine Vasopressorentherapie ebenfalls für kontraindiziert. Bei Anästhesiezwischenfällen infolge RLS zog er eine Drehung des Operationstisches in linke Halbseitenlage vor, wodurch der Uterus auf die linke Seite verlagert und ein ausreichender venöser Rückfluß zum Herzen wiederhergestellt wurde. *Sheld* (170) schilderte einen äußerst schweren Anästhesiezwischenfall, der sich nach Anlegen einer Tetracain-Spinalanästhesie ereignete. Es kam zum Herzstillstand, der weder durch Methoxamin-Gabe, kontrollierte Atmung und externe Herzmassage, noch durch seitliche Verlagerung des Uterus behoben werden konnte. Allein die sofortige Entwicklung des Kindes unterbrach das Schockgeschehen und erwies sich somit als beste Wiederbelebungsmaßnahme.

Moir und *Willocks* (127) berichteten über den Stand der Epiduralanalgesie in der englischen Geburtshilfe und besprachen dabei Anästhesiekomplikationen, die sie bei 300 Epiduralanästhesien beobachtet hatten. Bei 19% der ersten 100 Fälle sank der systolische Blutdruck unter 90 mm Hg ab. Nachdem die Autoren Kenntnis von den Beziehungen zwischen RLS und Spinalanästhesie erhalten hatten, verhinderten sie bei den zuletzt betreuten 100 Patientinnen eine Hypotonieneigung durch Linksseitenlagerung. Dadurch fiel die Hypotoniehäufigkeit auf 2%. Die Autoren lehnten die Verwendung von Methoxamin im Schockfall ab, da es durch Vasokonstriktion der *Aa. uterinae* tetanische Uteruskontraktionen und fetale Bradykardie erzeugen könne.

Scott (163) verfaßte die bisher umfassendste Studie über die Bedeutung der *Vena-cava-caudalis*-Kompression für die geburtshilfliche Anästhesie. Sie soll daher ausführlich besprochen werden. *Grennell* und *Vandewater* (77) hatten bemerkt, daß Anästhesiezwischenfälle trotz negativ ausgefallener *Supine-position*-Versuche eintreten können. *Scott* wies in diesem Zusammenhang auf eine Arbeit von *Lees* und Mitarbeitern (107) hin, in der die Autoren den Einfluß der *Kava*-Kompression auf die zentrale Hämodynamik untersucht hatten. *Lees* und Mitarbeiter konnten zeigen, daß in der Spätschwangerschaft bei Einnahme der Rückenlage regelmäßig hämodynamische Veränderungen auftreten (Abfall des Herzminutenvolumens und arterioläre Vasokonstriktion), die klinisch im allgemeinen nicht als „postural hypotension" manifest werden (kein Blutdruckabfall und keine Tachykardie). Bei diesen Patientinnen fällt der *Supine-position*-Versuch negativ aus. *Scott* betonte, daß bei diesen Frauen eine Spinalanästhesie infolge Sympathikusblockade den durch arterioläre Vasokonstruktion eben ausbalancierten Kreislauf vollends aus dem hämodynamischen Gleichgewicht bringen könne.

Das RLS ist nach *Lees* und Mitarbeitern eine vasovagale Attacke, welche sich auf die primären hämodynamischen Veränderungen aufpflanzt. Die übliche Narkoseprämedikation von 0,6 mg Atropin eine Stunde vor Anlegen der Anästhesie reicht nicht für eine völlige vagale Blockade aus (*Wilkening* u. Mitarb. (190) sowie *Scott* (163)). Daher empfahl *Scott* bei Bradykardie, wie vor ihm schon *T. Pyörälä* und *K. Pyörälä* (143), eine zusätzliche Dosis von 0,6 mg Atropin i.v., welche auch die übrigen vagalen Phänomene beim RLS wie Nausea und Erbrechen zum Verschwinden brächte.

Schon *Holmes* (89) hatte beobachtet, daß die bei Allgemeinnarkosen zur Anwendung kommende kontrollierte Atmung ein Rückenlage-Schocksyndrom potenziert. *Scott* (161) zeigte in diesem Zusammenhang, daß bei der kontrollierten Atmung ein positiver intrathorakaler Inspirationsdruck die Saugwirkung einer normalen Inspiration (den normalen negativen intrathorakalen Inspirationsdruck) auf die *V. cava caudalis* aufhebt, so daß das venöse Angebot an den rechten Vorhof abnimmt.

Der Geburtshelfer ist nicht nur unmittelbar nach Beginn der Anästhesie, sondern überhaupt bis zur Entleerung des Uterus vor kreislaufzirkulatorischen Schwierigkeiten zu warnen. Bei der Lagerung der Patientin und bei der Ausführung operativer Handgriffe wird, wie *Scott* (163) zeigen konnte, der Uterus und damit das *Kava*-Kompressionsniveau ständig verschoben. Der zuletzt genannte Autor schlug daher vor, den Kaiserschnitt in halblateraler Lage vorzunehmen, wobei ein Assistent den Uterus nach vorn verlagern sollte.

Scott sprach sich eindringlich gegen eine Verwendung von Vasopressoren zur Bekämpfung bedrohlicher Schockbilder aus. Vasopressoren verursachten eine intensive arterielle Vasokonstriktion, hätten jedoch auf die Venen wenig oder gar keinen Einfluß. Sie verminderten deshalb das venöse Angebot. – In den ersten Minuten nach der Geburt sei der venöse Rückfluß durch Entlastung der *V. cava caudalis* erhöht. Dieses größere venöse Angebot treffe auf eine verengte Peripherie. Ergometrin, das in therapeutischen Dosen selbst vasopressorisch wirke, steigere diesen hypertensiven Effekt zusätzlich. Insbesondere bei präeklamptischen Frauen, deren Kreislauf schon vasokonstringiert sei, vermöge das Herz das venöse Angebot nach der Geburt nicht auszuwerfen; es komme zum Lungenödem. *Scott* (163) erwähnte hierzu 2 eindrucksvolle kasuistische

Beobachtungen. Im Verlauf einer Allgemeinnarkose entwickelte sich nach Gabe von 8 mg Methoxamin i. v. 20 Minuten post partum ein so schweres Lungenödem, daß Schaum aus der Endotrachealkanüle austrat. Sogar bei einer präoperativ kreislaufnormalen Schwangeren konnte im Verlauf einer kontinuierlichen Epiduralanalgesie die Injektion von 5 mg Methylamphetamin einen postpartalen Blutdruck von 220/140 mm Hg mit schwersten Kopfschmerzen auslösen.

Bromage (36) versuchte zu klären, weshalb eine schwangere Patientin im Liegen niedrigere Anästhesiemengen benötigt als eine Nichtschwangere, und wieso unmittelbar post partum schon wieder höhere Anästhesiemengen angewandt werden müssen, um das gleiche Anästhesieniveau zu erreichen. Er konnte zeigen, daß während der Schwangerschaft bei plötzlicher *Kava*-Kompression venöses Blut aus dem unteren Körperbereich in die Vertebralvenen fließt und den *Liquor cerebrospinalis* einschließlich der Anästhesieflüssigkeit nach kranial treibt. Er wies ferner auf den Massageeffekt der durch Autotransfusion während der Wehentätigkeit rhythmisch dilatierten Vertebralvenen hin, welcher ebenfalls das Anästhesiemittel nach kranial befördert. *Barclay* und Mitarbeiter (9) bestätigten die Befunde von *Bromage* und zeigten, daß bei Kompression des Abdomens der Druck in der *V. cava caudalis* und im *Liquor cerebrospinalis* vorübergehend ansteigt; ein in den Liquor injiziertes Myelographiekontrastmittel verteilt sich infolge des erhöhten Liquordruckes stärker nach kranial. Bei 20 nichtschwangeren und 15 schwangeren Patientinnen im letzten Trimester führten *Barclay* und Mitarbeiter Spinalanästhesien mit 4 mg Tetracainhydrochlorid unter Standardbedingungen durch. 10 Minuten nach Einleitung der Anästhesie erreichte das Anästhesieniveau bei den 20 nichtschwangeren Patientinnen das 11. Thorakalsegment, bei den 15 schwangeren Frauen im letzten Trimester das 8. Thorakalsegment. Wurde während der Anästhesieeinleitung bei weiteren 15 nichtschwangeren Frauen eine externe Kompression der *V. cava caudalis* ausgeübt, stieg das Anästhesieniveau bis zum 7. Thorakalsegment.

Literaturverzeichnis

(1) *Abrams, H. L.:* The vertebral and azygos venous systems, and some variations in systemic venous return. Radiology 69 (1957), 508–526

(2) *Adams, J. Q.* u. *Alexander, A. M.:* Alterations in cardiovascular physiology during labor. Obstet. and Gynec. 12 (1958), 542–549

(3) *Ahltorp, G.:* In Rückenlage eintretende Herzinsuffizienz bei einer Graviden. Acta obstet. gynec. scand. 13 (1933), 67–80

(4) *Ahltorp, G.:* Über Rückenlagebeschwerden bei Graviden. Acta obstet. gynec. scand. 15 (1936), 295–341

(5) *Alvarez, L. O., Massi, G. B., Bieniarz, J.* u. *Caldeyro-Barcia, R.:* Comportamento della frequenza cardiaca materna (FCM) durante il travaglio di parto. Riv. Ostet. Ginec. 20 (1965), 135–142

(6) *Arnold, E. T.:* Syncopal seizures in recumbent position in late pregnancy. J. med. Ass. Ga. 42 (1953), 246–247

(7) *Baden, E. E.* u. *Baden, W. F.:* Cardiac arrest during cesarean section. Amer. J. Obstet. Gynec. 66 (1953), 202–204

(8) *Barbey, H.* u. *Brecht, K.:* Venentonus, Venenkapazität und ihre Messung. Med. Welt 1 (1965), 727–732

(9) *Barclay, D. L., Renegar, O. J.* u. *Nelson, E. W.:* The influence of inferior vena cava compression on the level of spinal anesthesia. Amer. J. Obstet. Gynec. 101 (1968), 792–800

(10) *Batson, O. V.:* The function of the vertebral veins and their rôle in the spread of metastases. Ann. Surg. 112 (1940), 138–149

(11) *Batson, O. V.:* The rôle of the vertebral veins in metastatic processes. Ann. intern. Med. 16 (1942), 38–45

(12) *Batson, O. V.:* The vertebral vein system. Amer. J. Roentgenol. 78 (1957), 195–212

(13) *Beck, L.:* Geburtshilfliche Anästhesie und Analgesie. Thieme, Stuttgart 1968

(14) *Bejan, J.* u. *Cohn, M.:* Sur la ligature de la veine cave inférieure. Etude expérimentale. Rev. Chir. (Paris) 43 (1911), 302–316

(15) *Berger, D. L.* u. *Hill, J. H.:* Spontaneous rupture of utero-ovarian vein during labor. Obstet. and Gynec. 17 (1961), 257–259

(16) *Berlin, C. L., Waldman, C. I.* u. *Fong, C. J. K.:* Occlusion of the inferior vena cava. J. Amer. med. Ass. 194 (1965), 984–986

(17) *Berthoud, M. P.:* A propos du shock ante-partum. Bull. Féd. Soc. Gynéc. Obstet. franç. 8 (1956), 12–14

(18) *Bieniarz, J.:* Die hämodynamische Auffassung der Ätiopathogenese von Spätgestosen und pathologischen Geburtsblutungen. (Vorläufige Mitteilung) Zbl. Gynäk. 79 (1957), 1368–1377. – S. hierzu auch *Bieniarz, J.:* Venous drainage form the uterus. In: *Villee, C. A.* (Ed.): Gestation. Transactions of the fifth conference, March 11, 12 and 13, 1958, Princeton, N. J. Josiah Macy, Jr. Foundation, New York 1959, S. 109–130

(19) *Bieniarz, J., Branda, L. A., Maqueda, E., Morozovsky, J.* u. *Caldeyro-Barcia, R.:* Aortocaval compression by the uterus in late pregnancy. III. Unreliability of the sphygmomanometric method in estimating uterine artery pressure. Amer. J. Obstet. Gynec. 102 (1968), 1106–1115

(20) *Bieniarz, J., Caldeyro-Barcia, R.* u. *Hashimoto, T.:* Obstruction of the common iliac artery by the contracting uterus. Part I. Pressure patterns recorded at the site of compression. J. Jap. obstet. gynaec. Soc. 13 (1966), 16–24

(21) *Bieniarz, J., Crottogini, J. J., Curuchet, E., Massi, G. B.* u. *Caldeyro-Barcia, R.:* Circulación útero-placentaria en el embarazo humano avanzado. VI. Retorno venoso de la placenta. In: Scientific exposition, IVth World Congr. Int. Fed. Gynaec. Obstet. Mar del Plata. Sept. 1964. Ed. Sandoz, Basel 1964

(22) *Bieniarz, J., Crottogini, J. J., Curuchet, E., Romero-Salinas, G., Yoshida, I., Poseiro, J. J.* u. *Caldeyro-Barcia, R.:* Compresión aorta cava por el útero en el embarazo humano avanzado. II. Estudio arteriográfico. Obstet. Ginec. lat.-amer. 26 (1968), 56–71

(23) *Bieniarz, J., Crottogini, J. J., Curuchet, E., Romero-Salinas, G., Yoshida, T., Poseiro, J. J.* u. *Caldeyro-Barcia, R.:* Aortocaval compression by the uterus in late human pregnancy. II. An arteriographic study. Amer. J. Obstet. Gynec. 100 (1968), 203–217

(24) *Bieniarz, J., Gulin, L., Arni, I. C., Hashimoto, T., Saguier, V.* u. *Caldeyro-Barcia, R.:* Aortoiliac compression by uterus containing hydrocephalic fetus. Obstet. and Gynec. 31 (1968), 90–96

(25) *Bieniarz, J., Maqueda, E.* u. *Caldeyro-Barcia, R.:* Compression of aorta by the uterus in late human pregnancy. I. Variations between femoral and brachial artery pressure with changes from hypertension to hypotension. Amer. J. Obstet. Gynec. 95 (1966), 795–808

(26) *Bieniarz, J., Massi, G. B.* u. *Caldeyro-Barcia, R.:* La pressione venosa in distinte regioni vascolari durante il parto ed il puerperio immediato. Riv. Ostet. Ginec. 20 (1965), 123–134

(27) *Bieniarz, J., Viegas, M. V., Curuchet, L., Mort, E. de, Despagne, C. P.* u. *Julio, H.:* Perfusión preferencial placentaria y homeostasis circulatoria en la mujer embarazada. Obstet. Ginec. lat.-amer. 26 (1969), 113–127

(28) *Bieniarz, J., Yoshida, I., Romero-Salinas, G., Curuchet, E., Caldeyro-Barcia, R.* u. *Crottogini, J. J.:* Aorta-caval compression by the uterus in late human pregnancy. IV. Circulatory homeostasis by preferential perfusion of the placenta. Amer. J. Obstet. Gynec. 103 (1969), 19–31

(29) *Blanda, F.:* Sulla possibile insorgenza di uno shock posturale ipotensive, dopo prolungato decubito dorsale, nella donna gravida. Clin. ginec. 5 (1963), 373–386

(30) *Boba, A.:* Venomotor responses to mechanical occlusion and their modifications after ganglionic blockade. N. Y. med. J. 59 (1959), 1515–1519

(31) *Boden, W.* u. *Mannes, G.:* Oszillographische Untersuchungen zum sogenannten Poseiro-Effekt. Arch. Gynäk. 204 (1967), 89–96

(32) *Brackertz, W.:* Klinische und experimentelle Studien zur Entstehung des Kollateralkreislaufes bei Verschluß der unteren Hohlvene. Dtsch. Z. Chir. 238 (1932), 88–103

(33) *Brandeberry, K. R.:* Supine hypotensive syndrome in pregnancy (report of a case). Ohio St. med. J. 54 (1958), 1045–1046

(34) *Brigden, W., Howarth, S.* u. *Sharpey-Schafer, E. P.:* Postural changes in the peripheral blood-flow of normal subjects with observations on vasovagal fainting reactions as a result of tilting, the lordotic posture, pregnancy and spinal anaesthesia. Clin. Sci. 9 (1950), 79–91

(35) *Brody, H.* u. *Mac Cann, C. A.:* Supine hypotensive syndrome with ECG changes. Obstet. and Gynec. 16 (1960), 368–371

(36) *Bromage, P. R.:* Spread of analgesic solutions in the epidural space and their site of action: A statistical study. Brit. J. Anaesth. 34 (1962), 161–178

(37) *Broquet, G.:* A propos de quatre observations ayant présenté un "supine hypotensive syndrome". Gynaecologia (Basel) 144 (1957), 116–118

(38) *Burchell, R.* u. *Mengert, W.:* Etiology of premature separation of the normally implanted placenta. Amer. J. Obstet. Gynec. 104 (1969), 795–798

(39) *Burke, L.* u. *Rosenfield, H. H.:* Pregnancy following inferior vena cava ligation. Amer. J. Obstet. Gynec. 64 (1952), 694–695

(40) *Burwell, C. S., Strayhorn, W. D., Flickinger, D., Corlette, M. B., Bowerman, E. P.* u. *Kennedy, J. A.:* Circulation during pregnancy. Arch. intern. Med. 62 (1938), 979–1003

(41) *Caldeyro-Barcia, R.:* Diskussionsvotum. In: *Mengert, W. F., Goodson, J. H., Campbell, R. G.* u. *Haynes, D. M.:* Observations on the pathogenesis of premature separation of the normally implanted placenta. Amer. J. Obstet. Gynec. 66 (1953), 1104–1112

(42) *Cappe, B. E.* u. *Surks, S. N.:* Inferior vena cava syndrome in late pregnancy. Amer. J. Obstet. Gynec. 79 (1960), 162–163

(43) *Clemens, H. J.:* Die Venensysteme der menschlichen Wirbelsäule. W. de Gruyter u. Co., Berlin 1961

(44) *Clemens, H. J.:* Beitrag zur intraossalen (transspinalen) Angiographie der Vertebralvenensysteme in Verbindung mit der Bildverstärker-Röntgen-Kinematographie. In: *Junghanns, H.* (Hrsg.): Die Wirbelsäule in Forschung und Praxis. Bd. 34, S. 88–116. Hippokrates-Verlag, Stuttgart 1966

(45) *Clemetsen, N.:* Full-term pregnancy with syncope attacks in dorsal position. Nord. Med. 37 (1948), 422–424

(46) *Collins, C. G.:* Diskussionsvotum. In: *Mengert, W. F., Goodson, J. H., Campbell, R. G.* u. *Haynes, D. M.:* Observations on the pathogenesis of premature separation of the normally implanted placenta. Amer. J. Obstet. Gynec. 66 (1953), 1104–1112

(47) *Collins, C. G.:* Diskussionsvotum. In: *Haynes, D. M.:* Experimental abruptio placentae in the rabbit. Amer. J. Obstet. Gynec. 85 (1963), 626–645

(48) *Collins, C. G., Weinstein, B. B., Norton, R. O.* u. *Webster, H. D.:* The effects of ligation of the inferior vena cava and ovarian vessels on ovulation and pregnancy in the human being. Amer. J. Obstet. Gynec. 63 (1952), 351–358

(49) *Collins, J. H., Bosco, J. A. S.* u. *Cohen, C. J.:* Pregnancy subsequent to ligation of the inferior vena cava and ovarian vessels. Amer. J. Obstet. Gynec. 77 (1959), 760–771

(50) *Coutts, W. E., Opazo, L., Banderas Bianchi, I.* u. *Sanhueza Donoso, O.:* Abdominal circulation during late pregnancy as shown in aortograms. Amer. J. Obstet. Gynec. 29 (1935), 566–571

(51) *Crapnell, V. E.* u. *Johnston, L. W.:* The supine hypotensive syndrome. Canad. med. Ass. J. 87 (1962), 1335

(52) *Crawford, J. S.*: Anaesthesia for caesarean section: A proposal for evaluation, with analysis of a method. Brit. J. Anaesth. 34 (1962), 179–194

(53) *Crawford, J. S.*: Grundlagen und Praxis der geburtshilflichen Anästhesie. Verlag Volk und Gesundheit, Berlin 1962

(54) *Dale, W. A.*: Ligation of the inferior vena cava for thromboembolism. Surgery 43 (1958), 24–44

(55) *Dale, W. A., Pualwan, F.* u. *Bauer, F. M.*: Ligation of the inferior vena cava with absorbable gut. Surg. Gynec. Obstet. 102 (1965), 517–530

(56) *Diddle, A. W., O'Connor, K. A.* u. *Platt, S. J.*: Pregnancy complicated by spontaneous suprarenal and ovarian venous hemorrhage. A case report. Amer. J. Obstet. Gynec. 75 (1958), 207–209

(57) *Dieminger, H.-J.*: Das Vena-cava-inferior-Syndrom (Supine-hypotensive-Syndrome) in der Spätschwangerschaft. Geburtsh. u. Frauenheilk. 28 (1968), 787–793

(58) *Dolff, C.*: Vergleichende Untersuchungen über die Lumbal- und Periduralanästhesie bei Kaiserschnitten. Geburtsh. u. Frauenheilk. 10 (1950), 915–926

(59) *Dumont, M.* u. *Peyre, M.*: Le choc postural hypotensif de décubitus chez la femme enceinte. Lyon méd. 92 (1960), 1261–1267

(60) *Dumont, M., Peyre, M.* u. *Villard, J. P.*: Le choc postural de décubitus chez la femme enceinte. Presse méd. 70 (1962),622–624

(61) *Ebner, H.*: Obstetric anesthesia for special problems. Anesth. Analg. Curr. Res. 42 (1963), 680–684

(62) *Ebner, H., Barcohana, J.* u. *Bartoshuk, A. K.*: Influence of postspinal hypotension on the fetal electrocardiogram. Amer. J. Obstet. Gynec. 80 (1960), 569–572

(63) *Edwards, E. A.*: Clinical anatomy of lesser variations of the inferior vena cava; and a proposal for classifying the anomalies of this vessel. Angiology 2 (1951), 85–93

(64) *Elke, M.* u. *Ludin, H.*: Drainage der unteren Körperhälfte bei Agenesie und erworbenem Verschluß der Vena cava caudalis. Fortschr. Röntgenstr. 103 (1965), 665–674

(65) *Erbslöh, J.*: Die Bedeutung der Angst für die Auslösung von Schockzuständen unter der Geburt und ihre Beziehungen zum hypotensiven Syndrom. Zbl. Gynäk. 90 (1968), 1449–1452

(66) *Fackler, W. B.*: Diskussionsvotum. In: *Arnold, E. T.*: Syncopal seizures in recumbent position in late pregnancy. J. med. Ass. Ga. 42 (1953), 246–247

(67) *Filler, R. M.* u. *Edwards, E. A.:* Collaterals of the lower inferior vena cava in man revealed by venography. Arch. Surg. 84 (1962), 10–16

(68) *Forthman, H. J.* u. *Adriani, J.:* Blood pressure changes during cesarean section. Anesth. Analg. Curr. Res. 36 (1957), 63–66

(69) *Fournier, M. M.:* La hipotension arterial en el embarazo. Choque postural hipotensivo de decubito supino. Gac. méd. Méx. 93 (1963), 191–199

(70) *Fuchs, L.:* Über die Messung des Venendrucks und ihre klinische Bedeutung. Dtsch. Arch. klin. Med. 135 (1921), 68–78

(71) *Garmasheva, N. L.:* Principal mechanisms of regulation of placental (maternal and foetal) circulation acting in the process of interrelation between the two organisms. In: *Horský, J.* u. *Štembera, Z. K.* (Hrsgg.): Intrauterine dangers to the foetus. Excerpta Med. Found., Amsterdam 1967, 150–154

(72) *Gersmeyer, E. F.:* Der Kreislaufkollaps. Springer, Berlin, Göttingen u. Heidelberg 1961

(73) *Gödel, E.:* Beitrag zur Geburtsleitung beim Vena-cava-inferior-Syndrom. Geburtsh. u. Frauenheilk. 28 (1968), 331–335

(74) *Graeff, G.* u. *Bach, H. G.:* Vena-cava-Kompressionssyndrom. In: *Schwalm, H.* u. *Döderlein, G.* (Hrsgg.): Klinik der Frauenheilkunde und Geburtshilfe. Bd. IV, S. 93–94. Urban & Schwarzenberg, München u. Berlin 1965

(75) *Greenhill, J. P.:* Postural shock in pregnancy. In: Year Book of Obstetrics and Gynecology. Chicago Year Book Publishers, 1952, 161–162

(76) *Greiss, F. C.* u. *Crandell, D. L.:* Therapy for hypotension induced by spinal anesthesia during pregnancy. J. Amer. med. Ass. 191 (1965), 793–796

(77) *Grennell, H. J.* u. *Vandewater, S. L.:* The supine hypotensive syndrome during conduction anaesthesia for the near-term gravid patient. Case reports. Canad. Anaesth. Soc. J. 8 (1961), 417–420

(78) *Gupta, M. C.* u. *Chandra, R.:* Supine hypotensive syndrome (a case report). J. Obstet. Gynaec. India 17 (1967), 90–92

(79) *Hamburger, H. J.:* Über den Einfluß des intra-abdominalen Druckes auf den allgemeinen arteriellen Blutdruck. Arch. Anat., Physiol. Abt. 20 (1896), 332–337

(80) *Hansen, R.:* Ohnmacht und Schwangerschaft. Klin. Wschr. 21 (1942), 241–245

(81) *Hare, D. C.* u. *Karn, M. N.:* An investigation of blood pressure, pulse-rate, and the response to excercise during normal pregnancy, and some observations after confinement. Quart. J. Med. 22 (1928/29), 381–404

(82) *Haynes, D. M.:* Experimental abruptio placentae in the rabbit. Amer. J. Obstet. Gynec. 85 (1963), 626–645

(83) *Heath, L. P.* u. *Carpenter, W. S.:* Pregnancy following vena cava ligation. Amer. J. Obstet. Gynec. 64 (1952), 692–693

(84) *Hendricks, C. H.:* The hemodynamics of a uterine contraction. Amer. J. Obstet. Gynec. 76 (1958), 969–982

(85) *Hodgkinson, C. P.:* Hemorrhage from ruptured utero-ovarian veins during pregnancy. J. Amer. med. Ass. 148 (1952), 277–278

(86) *Hodgkinson, C. P.:* Physiology of the ovarian veins during pregnancy. Obstet. and Gynec. 1 (1953), 26–37

(87) *Holmes, F.:* Spinal analgesia and caesarean section. J. Obstet. Gynaec. Brit. Emp. 64 (1957), 229–232

(88) *Holmes, F.:* Incidence of the supine hypotensive syndrome in late pregnancy. A clinical study in 500 subjects. J. Obstet. Gynaec. Brit. Emp. 67 (1960), 254–258

(89) *Holmes, F.:* The supine hypotensive syndrome. Anaesthesia 15 (1960), 298–306

(90) *Holtzhausen, G. H. R.:* Die sindroom von liggingshipotensie van swangerskap (supine hypotensive syndrome). S. Afr. med. J. 33 (1959), 1012–1014

(91) *Hon, E. H.:* Observations on "pathologic" fetal bradykardia. Amer. J. Obstet. Gynec. 77 (1959), 1084, 1099

(92) *Hon, E. H., Reid, B. L.* u. *Hehre, F. W.:* The electronic evaluation of fetal heart rate. II. Changes with maternal hypotension. Amer. J. Obstet. Gynec. 79 (1960), 209–215

(93) *Hörmann, G.:* Zur Systematik einer Pathologie der menschlichen Placenta. Arch. Gynäk. 191 (1958), 297–344

(94) *Hörmann, G.:* Die Bedeutung der Placentadiagnostik für Fetus und Neugeborenes. Mschr. Kinderheilk. 115 (1967), 127–130

(95) *Hörmann, G.* u. *Lemtis, H.:* Die menschliche Plazenta. In: *Schwalm, H.* u. *Döderlein, G.* (Hrsgg.): Klinik der Frauenheilkunde und Geburtshilfe. Bd. III, S. 425–636. Urban & Schwarzenberg, München u. Berlin 1965

(96) *Howard, B. K.* u. *Goodson, J. H.:* Experimental placental abruptio. Obstet. and Gynec. 2 (1953), 442–446

(97) *Howard, B. K., Goodson, J. H.* u. *Mengert, W. F.:* Supine hypotensive syndrome in late pregnancy. Obstet. and Gynec. 1 (1953), 371–377

(98) *Katz, H.:* Über den Tod in Narkose und Rückenmarksanästhesie bei gynäkologischen Operationen. Arch. Gynäk. 152 (1953), 332–382

(99) *Keen, J. A.:* The collateral venous circulation in a case of thrombosis of the inferior vena cava, and its embryological interpretation. Brit. J. Surg. 29 (1941/42), 105–114

(100) *Kellar, R. J.:* Studies in the circulation of normal and abnormal pregnancy. In: *Hammond, J., Browne, F. J.* u. *Wolstenholme, G. E. W.* (Hrsgg.): Toxaemias of pregnancy. J. & A. Churchill, London 1950, pp. 135–145

(101) *Kennedy, R. L., Friedman, D. L., Katchka, D. M., Selmants, S.* u. *Smith, R. N.:* Hypotension during obstetrical anesthesia. Anesthesiology 20 (1959), 153–155

(102) *Kerr, M. G.:* The inferior vena cavogram in pregnancy. Clinical implications of inferior vena caval occlusion in pregnancy. Proc. roy. Soc. Med. 57 (1964), 705–706

(103) *Kerr, M. G.:* The mechanical effects of the gravid uterus in late pregnancy. J. Obstet. Gynaec. Brit. Cwlth. 72 (1965), 513–529

(104) *Kerr, M. G.:* Cardiovascular dynamics in pregnancy and labour. Brit. med. Bull. 24 (1968), 19–24

(105) *Kerr, M. G., Scott, D. B.* u. *Samuel, E.:* Studies of the inferior vena cava in late pregnancy. Brit. med. J. 1 (1964), 532–533

(106) *Kolb, E.:* Persönl. Mitt. (1971)

(107) *Lees, M. M., Scott, D. B., Kerr, M. G.* u. *Taylor, S. H.:* The circulatory effects of recumbent postural change in late pregnancy. Clin. Sci. 32 (1967), 453–465

(108) *Lees, M. M., Scott, D. B., Slawson, K. B.* u. *Kerr, M. G.:* Haemodynamic changes during caesarean section. J. Obstet. Gynaec. Brit. Cwlth. 75 (1968), 546–551

(109) *Lees, M. M., Taylor, S. H., Scott, D. B.* u. *Kerr, M. G.:* A study of cardiac output at rest throughout pregnancy. J. Obstet. Gynaec. Brit. Cwlth. 74 (1967), 319–328

(110) *Lemtis, H.:* Ein Beitrag zur normalen Anatomie der menschlichen Placenta: Ergebnisse experimenteller Studien über die Architektonik des placentaren Gefäßapparates. Med. Diss., Kiel 1952

(111) *Lemtis, H.:* Über die Architektonik des Zottengefäßapparates der menschlichen Plazenta. Anat. Anz. 102 (1955), 106–133

(112) *Lemtis, H.:* Über die Blutströmung im intervillösen Kapillarsystem der menschlichen Plazenta. Habil.-Schrift, Berlin 1966

(113) *Lemtis, H.:* Materno-fetale Kreislaufbeziehungen in der menschlichen Placenta. Mschr. Kinderheilk. 115 (1967), 212–213

(114) *Lemtis, H.:* Über die vorzeitige Lösung der normal sitzenden Plazenta. Forsch., Praxis, Fortbild. 18 (1967), 231–237

(115) *Lemtis, H., Karkut, G., Hünemohr, R.* u. *Saavedra, J. A.:* Untersuchungen über die Dauer der Nachgeburtsperiode bei verschiedenen Lagerungen der Frau. Geburtsh. u. Frauenheilk. 27 (1967), 1181–1185

(116) *Leonardis, A. de:* La sindrome da ipotensione posturale in ostetricia. Minerva ginec. 28 (1966), 57–61

(117) *Makowski, A.:* Supine hypotensive syndrome. Ginek. pol. 33 (1962), 789–794

(118) *Marti, I., Monmeneu, S.* u. *Galbis, M.:* La provocazione sperimentale del distacco di plazenta. Minerva ginec. 13 (1961), 254–261

(119) *Massi, G. B., Bieniarz, J.* u. *Caldeyro-Barcia, R.:* Comportamento della pressione arteriosa materna durante il parto ed il puerperio immediato. Riv. Ostet. Ginec. 20 (1965), 93–104

(120) *Massi, G. B., Bieniarz, J.* u. *Caldeyro-Barcia, R.:* Relazioni tra pressione amniotica ed arteriosa durante l'ipotensione transitoria in Arteria femorale. Riv. Ostet. Ginec. 20 (1965), 118–122

(121) *Massi, G. B., Bieniarz, J., Poseiro, J. J.* u. *Caldeyro-Barcia, R.:* Ipotensione arteriosa regionale causata dalla contrazione uterina. Riv. Ostet. Ginec. 20 (1965), 105–117

(122) *McLennan, C. E.:* Antecubital and femoral venous pressure in normal and toxemic pregnancy. Amer. J. Obstet. Gynec. 45 (1943), 568–591

(123) *McRoberts, W. A.:* Postural shock in pregnancy. Amer. J. Obstet. Gynec. 62 (1951), 627–632

(124) *Mellins, H. Z.:* Functions of the vertebral venous circulation. Bull. Univ. Minnesota Hosp. 22 (1951), 213–224

(125) *Mengert, W. F., Goodson, J. H., Campbell, R. G.* u. *Haynes, D. M.:* Observations on the pathogenesis of premature separation of the normally implanted placenta. Amer. J. Obstet. Gynec. 66 (1953), 1104–1112

(126) *Meynier, M. J.:* Diskussionsvotum. In: *McRoberts, W. A.:* Postural shock in pregnancy. Amer. J. Obstet. Gynec. 62 (1951), 627–632

(127) *Moir, D. D.* u. *Willocks, J.:* Epidural analgesia in British obstetrics. Brit. J. Anaesth. 40 (1968), 129–138

(128) *Moretz, W. H., Naisbitt, P. F.* u. *Stevenson, G. P.:* Experimental studies on temporary occlusion of the inferior vena cava. Surgery 36 (1954), 384–398

(129) *Morse, A. H.:* Premature separation of the normally implanted placenta. Surg. Gynec. Obstet. 26 (1918), 133–138

(130) *Moya, F.* u. *Smith, B.:* Spinal anesthesia for cesarean section. Clinical and biochemical studies of effects on maternal physiology. J. Amer. med. Ass. 179 (1962), 609–614

(131) *Mundow, L. S.:* The supine hypotensive syndrome of pregnancy. J. Irish. med. Ass. 60 (1967), 194–195

(132) *Nesbitt, R. E. L., Powers, S. R., Boba, A.* u. *Stein, A.:* Experimental abruptio placentae. Obstet. and Gynec. 12 (1958), 359–368

(133) *Northway, R. O.* u. *Buxton, R. W.:* Ligation of the inferior vena cava. Surgery 18 (1945), 85–94

(134) *Orlovsky, V. M.:* The hypotensive syndrome in gravidae and puerperants occuring in the supine position. Sovetsk. Med. 2 (1965), 60–63

(135) *Oxorn, H.:* Postural hypotension in pregnancy. Canad. med. Ass. J. 83 (1960), 436–437

(136) *Phillips, O. C.* u. *Frazier, I. M.:* Obstetric anesthetic care in the United States. Obstet. and Gynec. 19 (1962), 796–802

(137) *Pietsch, P.:* Das Vena-cava-inferior-Syndrom in der Schwangerschaft und unter der Geburt. Zbl. Gynäk. 89 (1967), 1178–1183

(138) *Powers, S. R., Nesbitt, R. E. L., Boba, A.* u. *Stein, A.:* Mechanism and prevention of distal tubular necrosis in dogs following experimental placental abruption. Surg. Gynec. Obstet. 107 (1958), 469–473

(139) *Pritchard, J., Mason, R., Corley, M.* u. *Pritchard, S.:* Genesis of severe placental abruption. Amer. J. Obstet. Gynec. 108 (1970), 22–27

(140) *Pualwan, F., Jones, G. E., Bruny, S. J. A.* u. *Dale, W. A.:* Effects of ligation of the inferior vena cava with absorbable ligature. Surg. Forum 40 (1954), 179–184

(141) *Pyörälä, T.:* Cardiovascular response to the upright position during pregnancy. Acta obstet. gynec. scand. 45 (1966), Suppl. 5

(142) *Pyörälä, T.* u. *Pyörälä, K.:* Supine hypotensive syndrome. Duodecim (Helsinki) 75 (1959), 689–698

(143) *Pyörälä, T.* u. *Pyörälä, K.:* Supine hypotensive syndrome of late pregnancy and premature separation of the placenta. Acta obstet. gynec. scand. 39 (1960), 100–105

(144) *Quilligan, E. J.* u. *Tyler, C.:* Postural effects on the cardiovascular status in pregnancy: A comparison of the lateral and supine postures. Amer. J. Obstet. Gynec. 78 (1959), 465–471

(145) *Ramsey, E. M.:* Circulation in the maternal placenta of the rhesus monkey and man, with observations on the marginal lakes. Amer. J. Anat. 98 (1956), 159–189

(146) *Ramsey, E. M.:* Circulation in the placenta. In: *Villee, C. A.* (Ed.): Gestation. Transactions of the fifth conference, March 11, 12, and 13, 1958, Princeton, N. J. Josiah Macy, Jr. Foundation, New York 1959, 77–107

(147) *Reed, T. P., Wasylenki, M., Brod, R. C.* u. *Marchant, F. de:* Vena caval complication during pregnancy. Obstet. and Gynec. 29 (1967), 838–841

(148) *Reid, D. E.:* Diskussionsvotum. In: *Mengert, W. F., Goodson, J. H., Campbell, R. G.* u. *Haynes, D. M.:* Observations on the pathogenesis of premature separation of the normally implanted placenta. Amer. J. Obstet. Gynec. 66 (1953), 1104–1112

(149) *Rezende, J. M. de:* Postural shock in pregnancy. Letter to the editor. Amer. J. Obstet. Gynec. 64 (1952), 709–710

(150) *Rezende, J. M. de:* Zit. nach *Winzeler, H.:* Das „Supine hypotensive Syndrome", eine spezifische Schockform der schwangeren Frau. Schweiz. med. Wschr. 88 (1958), 1075–1082

(151) *Rimbach, E.* u. *Heiligenstein, E.:* Die klinische Bedeutung der Hypotonie in der Schwangerschaft und während der Geburt. Med. Welt 34 (1967), 1950–1954

(152) *Robbins, R. A., Estrara, A.* u. *Russell, C.:* Supine hypotensive syndrome and abruptio placentae. Amer. J. Obstet. Gynec. 80 (1960), 1207–1208

(153) *Robinson, L. S.:* The circulation following ligation of the inferior vena cava. Surgery 25 (1949), 329–347

(154) *Rona, A.:* Studien über die Ödembereitschaft in der Schwangerschaft. II. Der Venendruck während der Schwangerschaft. Z. Geburtsh. Gynäk. 112 (1936), 64–71

(155) *Rubin, H. W.:* Ligation of the inferior vena cava in early pregnancy. Amer. J. Obstet. Gynec. 80 (1960), 542–544

(156) *Runge, H.:* Über den Venendruck in Schwangerschaft, Geburt und Wochenbett. Arch. Gynäk. 122 (1924), 142–150

(157) *Samuel, E.:* The inferior vena cavogram in pregnancy. Radiological aspects. Proc. roy. Soc. Med. 57 (1964), 702–704

(158) *Schlag, H.:* Das hypotensive Syndrom in der Schwangerschaft. Med. Diss., München 1966

(159) *Schmitt, D.:* The hypotensive syndrome in the supine position in late pregnancy. N. Engl. J. Med. 259 (1958), 1219–1221

(160) *Schwarz, R.:* Das Verhalten des Kreislaufs in der normalen Schwangerschaft. I. Mitteilung. Der arterielle Blutdruck. Arch. Gynäk. 199 (1964), 549–570

(161) *Scott, D. B.:* Inferior vena caval pressure changes during anaesthesia. Anaesthesia 18 (1963), 135–142

(162) *Scott, D. B.:* The inferior vena cavogram in pregnancy. Inferior vena caval occlusion in late pregnancy. Proc. roy. Soc. Med. 57 (1964), 705

(163) *Scott, D. B.:* Occlusion of the inferior vena cava in late pregnancy and its importance in anesthesia. Brit. J. Anaesth. 40 (1968), 120–128

(164) *Scott, D. B.* u. *Kerr, M. G.:* Inferior vena caval pressure in late pregnancy. J. Obstet. Gynaec. Brit. Cwlth. 70 (1963), 1044–1049

(165) *Seger, R.:* Beiträge zur Problematik des „Supine Hypotensive Syndrome". Med. Diss., Berlin 1971

(166) *Seger, R.* u. *Lemtis, H.:* Über Plazenta-Befunde beim Rückenlage-Schocksyndrom. Perinatale Medizin, Bd. III, S. 443–449, Thieme, Stuttgart 1972

(167) *Seger, R.* u. *Lemtis, H.:* Das Rückenlage-Schocksyndrom in der Geburtshilfe. Geburtsh. u. Frauenheilk. 32 (1972), 717–720

(168) *Selbach, H.:* Persönl. Mitt. (1971)

(169) *Sensig, H.:* Supine hypotensive syndrome. Dtsch. Gesundh.-Wes. 23 (1968), 2226–2228

(170) *Sheld, H. H.:* Supine hypotensive syndrome, spinal anesthesia, and apparent cardiac arrest. A case report. J. Mt. Sinai Hosp. 30 (1963), 498–502

(171) *Sluder, H. M.:* The supine hypotensive syndrome of pregnancy. North Carolina med. J. 17 (1956), 420–422

(172) *Smith, K.* u. *Fields, H.:* The supine hypotensive syndrome – a factor in the etiology of abruptio placentae. Obstet. and Gynec. 12 (1958), 369–372

(173) *Spanner, R.:* Circulation of the human placenta. Amer. J. Obstet. Gynec. 71 (1956), 350–362

(174) *Stead, E. A.:* Signs and symptoms. J. B. Lippincott, Philadelphia 1952

(175) *Stead, E. A.:* Fainting. Amer. J. Med. 13 (1952), 387–388

(176) *Stiebler, H. J.:* Das hypotensive Syndrom in Rückenlage und Anästhesie. Geburtsh. u. Frauenheilk. 28 (1968), 335–337

(177) *Stucki, P.:* Valsalva-Studien: Die Hustensynkope (laryngeale Epilepsie). Helv. med. Acta 20 (1953), 450–452

(178) *Sullivan, W. M.* u. *Grossbard, P.*: Supine hypotensive syndrome producing abruptio placentae. J. med. Soc. N. J. 51 (1954), 470–471

(179) *Surington, C. T.* u. *Jonas, A. F.*: Intra-abdominal venography following inferior vena cava ligation. Arch. Surg. 65 (1952), 605–610

(180) *Tarkiainen, E.*: Intercostal vein meningorachidography. Acta radiol. (Stockh.) 271 (1967), 1–119

(181) *Thron, H. L.*: Persönl. Mitt. (1971)

(182) *Tumova, Z.*: Postural influence on blood pressure of pregnant women. Čs. Gynek. 27 (1962), 463–466

(183) *Ueland, K.* u. *Hansen, J. M.*: Maternal cardiovascular dynamics. II. Posture and uterine contractions. Amer. J. Obstet. Gynec. 103 (1969), 1–8

(184) *Ueland, K.* u. *Parer, J. T.*: Effects of estrogen on the cardiovascular system of the ewe. Amer. J. Obstet. Gynec. 96 (1966), 400–406

(185) *Villard, J. P.*: Le choc hypotensif de décubitus chez la femme enceinte. Thése méd., Lyon 1961

(186) *Vischi, F.*: Sindrome ipotensiva da decubito supino in gravidanza avanzato. Minerva ginec. 14 (1962), 520–523

(187) *Vorys, N.*, *Ullery, J. C.* u. *Hanusek, G. E.*: The cardiac output changes in various positions in pregnancy. Amer. J. Obstet. Gynec. 82 (1961), 1312–1321

(188) *Walde, J.*: Circulation disturbances during pregnancy in supine position. Nord. Med. 38 (1948), 1122–1124

(189) *Welsch, H.*: Lagebedingte Kreislaufstörungen bei Schwangeren und Gebärenden. Dtsch. Hebammen-Zschr. 20 (1968), 366–367

(190) *Wilkening, R. L.*, *Knauer, J.* u. *Larson, R. K.*: Postural shock in pregnancy. Calif. Med. 82 (1955), 159–162

(191) *Williams, B.*: Collapse from spinal analgesia in pregnancy. Anaesthesia 13 (1958), 448–453

(192) *Winzeler, H.*: Zur Diagnostik des antepartalen Schocks. Gynaecologia (Basel) 141 (1956), 247–248

(193) *Winzeler, H.*: Das „Supine hypotensive Syndrome“, eine spezifische Schockform der schwangeren Frau. Schweiz. med. Wschr. 88 (1958), 1075–1082

(194) *Winzeler, H.*: „Das Rektusphänomen“. Beitrag zum Verständnis des funktionell-anatomischen Aufbaues der vorderen Bauchwand. Praxis 57 (1960), 440–450

(195) *Winzeler, H.:* „Rektusdiastase“ und Lendenlordose der schwangeren Frau in neuer Deutung. Geburtsh. u. Frauenheilk. 21 (1961), 915

(196) *Woodburn, A.* u. *Woodburn, J. D.:* Postural syncope or shock associated with pregnancy (a case report). Ohio St. med. J. 51 (1955), 859–860

(197) *Wright, L.:* Postural hypotension in late pregnancy. Brit. med. J. 1 (1962), 760–762

(198) *Young, R. L.* u. *Derbyshire, R. C.:* Ligation of the inferior vena cava during pregnancy. Ann. Surg. 131 (1950), 252–258

Sachverzeichnis

MIX
Papier | Fördert gute Waldnutzung
FSC® C083411

Zeitfracht Medien GmbH
Ferdinand-Jühlke-Straße 7
99095 Erfurt, Deutschland
produktsicherheit@kolibri360.de